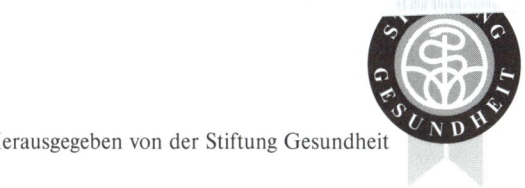

Herausgegeben von der Stiftung Gesundheit

MICHAEL DIRK PRANG

Ärztelatein im Klartext

WAS ÄRZTE IHREN PATIENTEN NICHT SAGEN

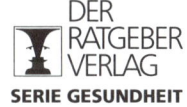

DER
RATGEBER
VERLAG
SERIE GESUNDHEIT

1

Ärztelatein ist wahrlich nicht für normale Menschen gedacht.
Und Ärzte verschweigen noch mehr. Hand aufs Herz:
Wissen Sie wirklich,

- warum Ihr Arzt selten länger als 30 Sekunden Zeit hat?
- warum Ihr Arzt die teuren Privatpatienten vorzieht?
- was Ihr Arzt wirklich von seinen Patienten denkt?

Das Buch zeigt, was Ärzte gern für sich behalten: zum Beispiel die arroganten und zynischen Fachbegriffe samt Übersetzung. Und wie sogar gutwillige Nachwuchs-Mediziner in diesem Fachjargon gedrillt werden.
Mehr noch: Der Autor sagt ohne Ärztelatein, warum Ärzte immer in Eile sind. Die Rechnung zeigt, es liegt allein am Geld. Apropos: Wieviel verdient ein Arzt, was trägt am meisten ein und wie funktioniert die Abrechnung? Hier steht es klipp und klar.
Doch der Autor sorgt sich auch um seine Kollegen im weißen Kittel. Als Arzt könnte man es so einfach haben, wären da nicht die Patienten. Mehr als der Odor (Geruch) nervt oft deren Logorrhoe (Redefluß).

Der Autor, Michael Dirk Prang, ist Arzt mit Studium in Berlin, Hamburg, Südamerika und Israel. Er arbeitete in der Dritten Welt, in Kliniken und Praxen in der Großstadt wie auch auf einer Nordseeinsel – und hat dabei viel List und Leid der armen Ärzte kennengelernt.

Die Stiftung Gesundheit gibt dieses Buch heraus.
Die Gutachter der Stiftung wachen unter anderem darüber,

- daß es verständlich, transparent und alltagstauglich ist,
- daß alle wesentlichen Therapieformen samt ihrer Probleme, Grenzen und Risiken umrissen werden,
- daß nicht einzelne Behandlungsformen unkritisch hervorgehoben werden.

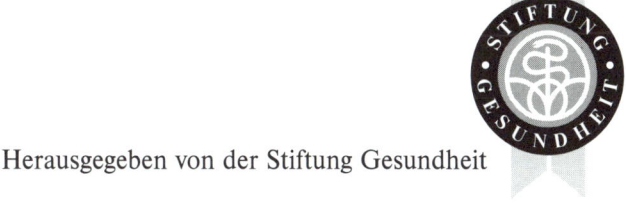

Herausgegeben von der Stiftung Gesundheit

MICHAEL DIRK PRANG

Ärztelatein im Klartext

WAS ÄRZTE IHREN PATIENTEN NICHT SAGEN

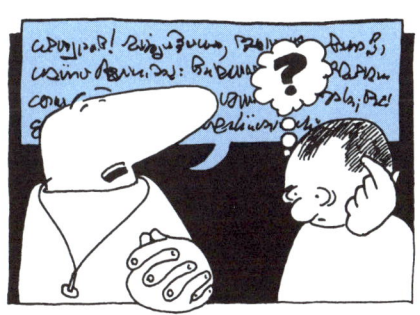

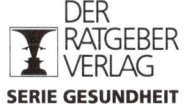

DER
RATGEBER
VERLAG
SERIE GESUNDHEIT

3

Sämtliche Angaben in diesem Buch – wie Dosierungen, Anwendungen, Pflege- und Behandlungsbeschreibungen – werden nach bestem Wissen und nach dem aktuellen Stand der Wissenschaft gegeben. Autor, Herausgeber und Verlag übernehmen, auch mit Blick auf Druckfehler, keine Gewähr.

Nur ein Arzt, eine Ärztin können im individuellen Fall über eine Therapie entscheiden. Zusätzlich sollte man sich vor jeder Medikation anhand des Beipackzettels über das Präparat informieren.

Die Deutsche Bibliothek – CIP-Einheitsaufnahme

Prang, Michael Dirk:
Ärztelatein im Klartext:
was Ärzte ihren Patienten nicht sagen
Michael Dirk Prang.
Hrsg. von der Stiftung Gesundheit
Hamburg: Ratgeber-Verl., 1996
ISBN: 3-931688-02-X

ISBN: 3-931688-02-X
© 2. aktualisierte Auflage 1997
Der Ratgeberverlag GmbH,
Postfach 20 13 08, 20203 Hamburg
Umschlaggestaltung und Grafik:
Cornelia Schmitz, Hamburg
Zeichnungen: Thies Thiessen, Hamburg
Gesamtherstellung: Grindeldruck, Hamburg
Printed in Germany

Wirkungen und Nebenwirkungen: vom Kräutlein zum Cortison 95

Die lieben Patienten 105

Horst und Luzie Bönkendorf
in Dankbarkeit gewidmet

Einleitung

Einleitung

Vor ziemlich langer Zeit gab es ihn wirklich einmal: Den Hausarzt im gestärkten weißen Mantel samt silbern funkelnden Knöpfen. Er schien durch das Sprechzimmer zu schweben wie der liebe Gott. Welch unnahbare und doch gütige Menschenseele, die soviel Gutes tun konnte; in deren Händen wir unsere Sorgen wohl aufgehoben wußten. So unglaublich viel wußte er vom Körper und den Krankheiten; daß manches nur in lateinischen Kürzeln Platz fand. Voll des Vertrauens in die Unfehlbarkeit unseres Doktors, ohne aber wirklich zu verstehen, machten wir uns geborgen auf den Weg der Besserung.

Doch, wie gesagt, das ist lange her, und unser Doktor hat sich auf den Weg hin zum modernen Gesundheits- und Medizinmanager begeben. Schließlich können die Zeichen der Zeit nicht vor der Praxistür haltmachen. Allerdings zeigt sich auch ein Silberstreif am Horizont der Medizinwelt: Ärzte haben die Lupe aus der Kitteltasche gezogen und beginnen wieder, den Menschen in der Medizin zu entdecken. Mehr noch, sie suchen sogar den Partner im Patienten, auch wenn das nicht immer auf Anhieb klappt.

Ist passé: der Halbgott in weiß

Auf dem Weg zum Medizinmanager

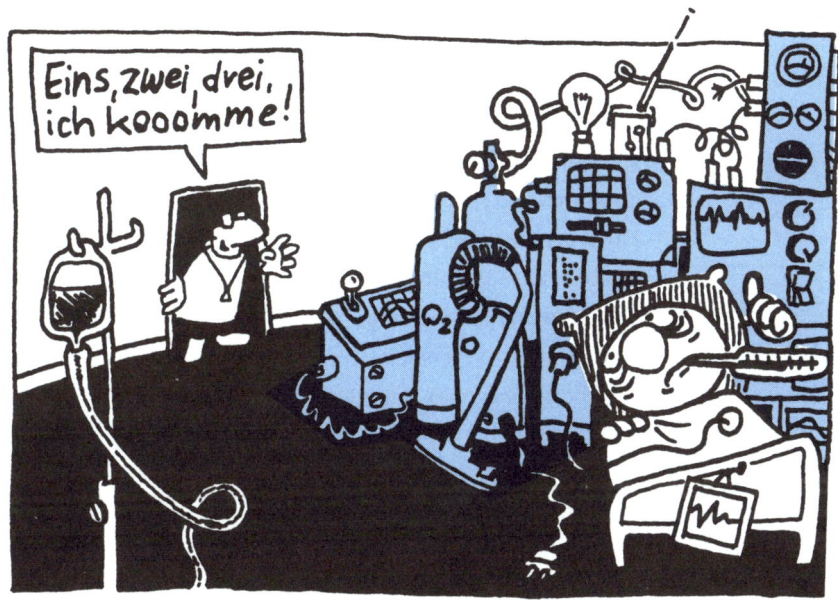

Sie tun gut daran, denn die Mehrheit der rund 80 Millionen Patienten hierzulande ist gesundheitsbewußt, mündig und will tatsächlich wissen, was gespielt wird in den Sprech- und Behandlungszimmern. Doch in der Praxis fällt das nicht leicht. Hand aufs Herz: Verstehen Sie - hungrig und müde vom langen Sitzen im Wartezimmer - den gehetzten Doktor, was er so murmelt und was er verschweigt?

Patienten wollen wissen, was gespielt wird

Wenn die Medizin den Laien als eine Art Geheimwissenschaft erscheint, hat das mehrere Ursachen: Welcher Arzt, welche Ärztin findet aus dem lange Jahre trainierten Fachjargon schon heraus, zurück zur Sprache ihrer Klienten? Auch das Gesundheitssystem trägt dazu bei, daß dem Arzt wenig Zeit bleibt für geduldige und verständliche Erläuterungen. Einmal am Ausplaudern skizziert der Autor, wie die Ärzte zu ihrem Einkommen kommen. Über ärztliche Eile wird sich da niemand mehr wundern (siehe Seite 36).

Ursache für ärztliche Eile: das Geld

Dieses Buch zeigt, wie die Ärzte zu dem werden, was sie sind, welche Denkweisen sie trainieren und welche Deformationen so ein Studium hinterlassen kann (siehe Seite 12).

Mit Nebenwirkungen: ärztliche Ausbildung

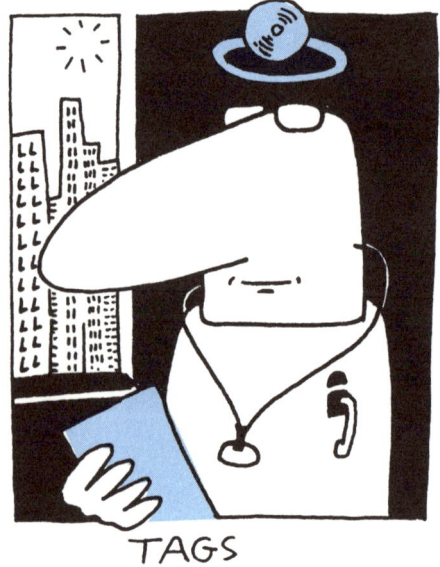

TAGS

Der Autor schaut ihnen über die Schulter, gewährt Einblicke in ihre tägliche Routine und die Grenzen ihrer Kunst – ganz menschlich und gar nicht übernatürlich.

Nach einem Seitenblick auf die häufigsten Gesundheitsstörungen und Zipperlein, an denen der Hausarzt tagtäglich arbeitet (siehe Seite 66), muß auch ein bißchen Offenheit erlaubt sein: Die Tabelle des geheimen Ärztelateins – nicht für Augen und Ohren von Patienten bestimmt – zeigt, daß wolkige Worte zutiefst profane Dinge umschreiben (siehe Seite 117). Denn auch der Arzt ist nur ein Mensch – und nicht erst wenn seine Fachsprache ihre Geheimnisse verloren hat.

Arztelatein zum Verschweigen

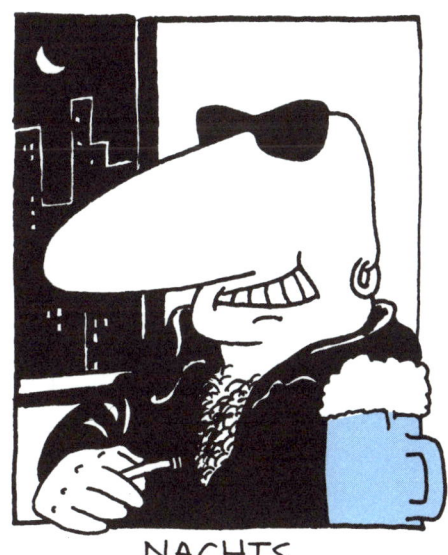

NACHTS

> Nun kennt die deutsche Sprache immer noch keine geschlechtsneutrale Anrede. Natürlich stehen der Arzt und der Patient gleichberechtigt und synonym für die Ärztin und die Patientin. Ohne Rücksicht auf den klitzekleinen Unterschied, der – rein biologisch betrachtet – ohnehin nur zwei Prozent ausmacht!

Der Arzt: Aufzucht und Hege

Zum Arzt ist niemand geboren, zum Arzt wird man erst gemacht. Und zwar an der medizinischen Fakultät einer Universität. Sofern trotz der Auslese einer der knappen Studienplätze erobert ist. Der schiere Idealismus eines Abiturienten zählt bei dieser frühen Bewährungsprobe wenig. Auch die „Berufung zum Arzt" hat am ehesten noch in alten Schwarzweiß-Filmen Platz. Schließlich läßt sich beides nicht in Zahlen fassen.

Wer darf? Die Auswahlkriterien

Prestige-trächtiger Job

Spätestens im Kindergarten stellt sich dem Sprößling die Frage, ob er denn nun Lokomotivführer, Programmierer oder gar Arzt werden soll. Die Antwort fällt leicht, denn der Beruf des Mediziners steht hoch im gesellschaftlichen Ansehen.

12

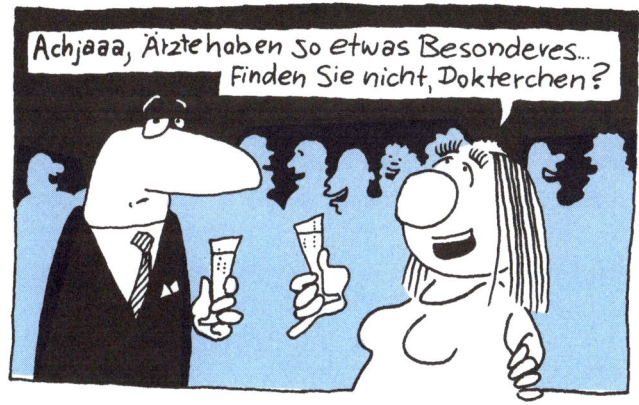

So geködert erliegt schließlich mancher Abiturient den Verlockungen einer künftigen Existenz als vermeintlicher Halbgott in weiß und strebt prompt nach einem Studienplatz im Fach Medizin.

Studieren darf in Deutschland jeder, der die allgemeine Hochschulreife – in der Regel das Abitur – nachweisen kann. Theoretisch. In der harten Realität jedoch werden weitere Qualifikationen gefordert, und der Weg vom Wunsch zur Wirklichkeit kann dornenreich sein. Schließlich kostet ein komplettes Medizinstudium den Steuerzahler rund 100.000 Mark. (Nicht eingerechnet die Kosten für das Überleben des Studenten: Matratze, Müsli, Merkzettel.) Schon das macht Studienplätze rar.

100.000 Mark pro Studienplatz

So brauchen die frischgebackenen Abiturienten vor allem die Bereitschaft zu wiederholten Anläufen, um allen Auswahlverfahren zum Trotz irgendwann den ersehnten Platz im Hörsaal zu ergattern.

Testbehörde
ZVS

Ihr unsichtbarer Gegner ist die zentrale Behörde ZVS (Zentrale Vergabestelle für Studienplätze), die anhand komplizierter Kriterien eine Rangfolge ermittelt, nach der die knappen Studienplätze verteilt werden. Wesentlicher Bestandteil des Auswahlverfahrens ist ein Test, der den Kandidaten vor allem logisches Denken und Begabungen für Naturwissenschaften abverlangt.

Aus dem Eignungstest für angehende Medizinstudenten:

Logiktest
für angehende
Studenten

Die elektrische Spannung U ist der Stromstärke I direkt proportional. Der Proportionalitätsfaktor ist der Widerstand R. Die elektrische Leistung P ist das Produkt aus Spannung und Stromstärke. Welches ist diejenige Formel für die Leistung, in der P nicht von der Stromstärke abhängt?

(A) $P = \frac{I}{R}$

(B) $P = U * U * R$

(C) $P = U * R$

(D) $P = \frac{U}{R}$

(E) $P = U * \frac{U}{R}$

Könnte man bei dieser Frage noch den Vorwurf gestatten, sie sei realitätsfern, so trifft dies auf das folgende Beispiel ganz bestimmt nicht zu: Nur scharfes Nachdenken, ein Sammelsurium von Vorwissen, eine Portion Fortuna, die Einsicht, daß es keine zwei richtigen Antworten geben kann, und Entscheidungsfreude helfen da weiter – Tugenden, die ein junger Arzt selbstverständlich braucht.

Unverzichtbar: Fortuna und Entscheidungsfreude

Aus dem Eignungstest für angehende Medizinstudenten:

Ein ca. 70 KG schwerer Mann hat nach einem Verkehrsunfall Fahrerflucht begangen. Zweieinhalb Stunden nach dem Unfall wird bei ihm ein Blutalkoholspiegel von 0,5 Promille gemessen. Wie hoch war der Alkoholspiegel zur Unfallzeit ungefähr?

Ärztliche Tugenden im Test

(A)   0,75 Promille
(B)   0,80 Promille
(C)   0,95 Promille
(D)   1,15 Promille
(E)   1,35 Promille

Doch der Test ist nicht alles: Rund die Hälfte der Medizinstudienplätze vergibt die Behörde aufgrund einer Kombination aus Testergebnis und Abiturnote. Wer also nicht gerade das Talent zum geborenen Testsieger hat, sammelt besser zeitig Punkte für ein wirklich brillantes Abitur, beispielsweise beim Schulsport oder im Werkunterricht.

Punktesammeln für das Auswahlverfahren

Kandidaten, die hier passen müssen, können in einem Auswahlgespräch die Medizinprofessoren von ihrer Motivation für das Medizinstudium überzeugen. Da sich dieses Verfahren stark auf subjektive Einschätzungen verläßt, zischeln böse Zungen frech, es sei nicht von Nachteil, wenigstens einen Elternteil in der Branche zu haben. Wäre auch nur ein Fünkchen Wahrheit darin, hieße das, der Beruf des Mediziners sei erblich. Absurd.

Arztberuf nicht erblich

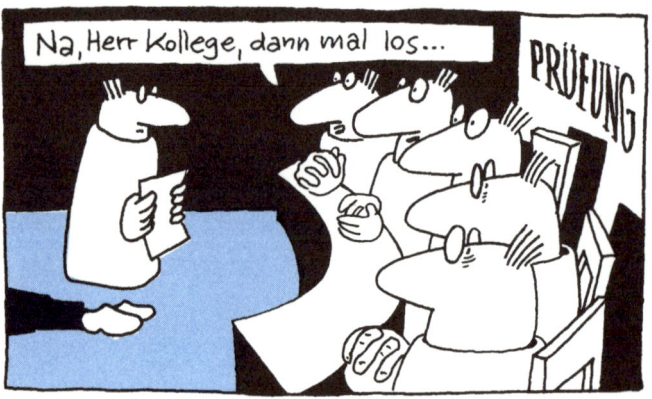

Doch keine Angst, wer noch immer nicht am Ziel ist, dem stehen weitere Wege offen. Wen besondere Lebensumstände von einer Reifeprüfung mit Prädikat abgehalten haben, kann die Zulassung zum Studium als Härtefall beantragen. Das erforderliche psychologische Gutachten kostet allerdings ein paar Mark.

Hat alles bisher nicht gefruchtet, bleibt noch der Weg zum Gericht mit der sogenannten Kapazitätenklage: Wer kein anderes Lebensziel kennt als unbedingt im weißen Kittel herumzulaufen, schlachtet also sein Sparschwein und mietet sich einen Anwalt. Der erstreitet seinem Mandanten die Zulassung zum Medizinstudium mit der Begründung, es sei noch Platz für einen weiteren Studenten an der medizinischen Fakultät. Die Uni kann den Gegenbeweis kaum antreten, verliert den Prozeß und muß ihre Tore ein weiteres Mal öffnen.

Viele Wege führen zum Studienplatz

Bleibt sogar dieser Weg verschlossen, ist immer noch nicht aller Studien Abend: Die Welt ist groß und auch in fremden Ländern kann man Medizin studieren. Also: täglich zwei Stunden Anatomie in einem Moskauer Hörsaal, Biochemie auf ungarisch oder eine mitreißende Krankengeschichte in flämisch... Der medizinische Fachjargon umfaßt ohnehin Elemente vieler Sprachen.

Als Studienflüchtling ins Ausland

Drangvolle Enge: das Studium

Nicht zu fassen, ein Studienplatz! Der Medizin-mann in spe blickt am ersten Tag erwartungsfroh den großen Hörsaal hinab und stellt fest, daß er nicht alleine ist. Hunderte putzmunterer Mitstreiter – nein, nicht alle mit roten Bäckchen und Seitenscheitel – sitzen dort Seit' an

Der Duft der Wissenschaften...

Seite. Artig lauschen sie einem Männlein mit Mikrophon um den Hals vor einer riesigen Leinwand, weit unten vor den steil ansteigenden Sitzreihen. Bildprojektoren surren, sonst akademische Stille. Es duftet nach Wissenschaft und hehren Geheimnissen.

Wer gerade noch die Schulbank drückte, ist jetzt be-

... und die Enge in der Uni

waffnet mit Block und Bleistift und saugt gläubig jedes Wort in sich auf. Später, in den Seminaren und Kursen werden sie einander auf die Zehen treten, um sich am Ende doch mit hoffnungsloser Überfüllung zu arrangieren. Zwar be-

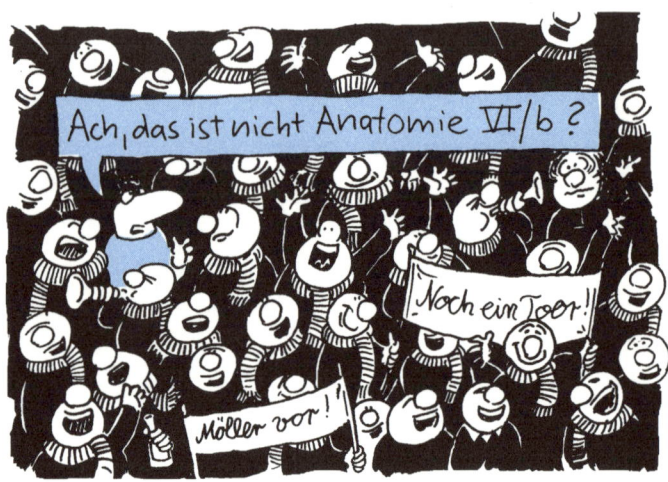

herrscht solidarische Aufbruchstimmung die Szenerie, doch schnell lernt manch einer die Überzeugungskraft seiner Ellenbogen schätzen. Wie im richtigen Leben.

Bevor der erste lebendige Patient zu sehen sein wird, vergehen mindestens zwei volle Jahre. Zuvor stehen Grundlagenfächer wie Anatomie, Physiologie, Chemie und Biochemie auf dem Programm. Eifrig zerlegen die Arztlehrlinge ihre Leichen und experimentieren mit Fröschen. Im Physikkurs werden Stromkreise geschlossen und in Chemie blaue Flüssigkeiten in rote verwandelt. Wer keine naturwissenschaftliche Ader hat, läuft schon jetzt Gefahr, für immer zu scheitern.

Erst der Tod, dann das Leben

Auch wer tatsächlich glaubt, nach bestandener Vorprüfung am Ende des vierten Semesters beginne endlich die Reise in die Welt der Medizin, wird abermals enttäuscht. Schon jetzt einen lebenden Menschen aus weniger als einigen Metern Entfernung zu sehen, das wäre wirklich zuviel verlangt. Dafür bleibt schließlich nach dem Studium genug Zeit. Stattdessen formt sich der Nachwuchs zu einer weißen Wolke und folgt – das Stethoskop in der Kitteltasche – dem Herrn Professor von einem Krankenhausbett zum nächsten, seinen Erläuterungen da vorne aufmerksam lauschend.

Echte Menschen nur mit Sicherheitsabstand

So erkunden die Neulinge nacheinander die wichtigsten medizinischen Disziplinen – aus todsicherer Entfernung. Anders allerdings geht es beispielsweise im Kurs der Frauenheilkunde zu. Dort hat jeder Student seine eigene Patientin – wenn auch nur aus Plastik und Elastik. Geburten lassen sich schmerzfrei und risikolos mit diesen Gummipuppen trainieren.

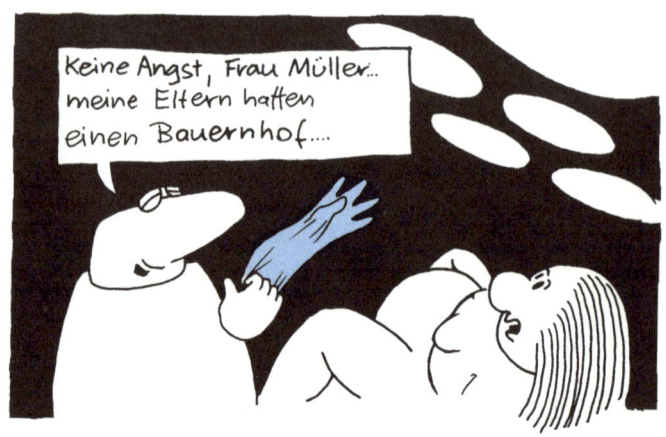

Doch Sorgenfalten sind unbegründet: Erfahrungen mit der Wirklichkeit sammelt der Student in den vorgeschriebenen Praktikumszeiten während der Semesterferien und des gesamten letzten Studienjahres, Praktisches Jahr genannt, kurz: PJ. Dann entscheidet ganz und gar das persönliche Engagement, ob der angehende Mediziner den Wagen mit den Krankenakten beaufsichtigt oder – es soll sogar schon vorgekommen sein – unter Anleitung eines Oberarztes einen richtigen Patienten versorgt.

Praktisches Jahr: praktisch kein Geld zum Leben

Vor lauter Praxis nicht zu vergessen sind die Examen. Inklusive Vorprüfung sind es vier an der Zahl. Sitzfleisch braucht der Studiosus dafür, zum Büffeln vor dem Stichtag. Und das Talent, den richtigen Buchstaben zu finden. Denn die Welt gliedert sich in diesen Prüfungen in Antwortvorschläge von A bis E. Im Fachjargon wird diese Technik liebevoll „Multiple Choice" genannt, was keine Krankheit ist,

Büffeln für die fünf Buchstaben

Aus dem Katalog der Prüfungsfragen:

Welcher Befund ist im Falle von „Ertrinken in Süß-
wasser" nicht zu erwarten?

(A)   Gefrierpunktserniedrigung des Blutes
        aus dem linken Herzen

(B)   Hämodilution

(C)   Paltaufsche Flecke

(D)   Schaumpilz

(E)   Emphysema aquosum

Das Vorhandensein welcher Hormone im Serum ist
für Galaktogenese und Galaktokinese von Bedeutung?

(1)   Plazentares Östrogen

(2)   Plazentares Progesteron

(3)   HPL (HCS)

(4)   Prolaktin

(5)   Oxytocin

(A)   nur 3 und 5 sind richtig

(B)   nur 4 und 5 sind richtig

(C)   nur 1,2, und 5 sind richtig

(D)   nur 2,4, und 5 sind richtig

(E)   1 – 5 = alle sind richtig

sondern schlicht so etwas wie „Mehrfach-Auswahl" sagen
will. Wer möglichst oft den richtigen Buchstaben trifft und
mit ihm die Lösung, macht hier das Rennen.

Natürlich zählt bei den Prüfungsfragen mit den magischen fünf Antwortmöglichkeiten nicht allein das nackte Wissen. Es lauern auch Fallen und Stolperdrähte, will doch so manche Spitzfindigkeit in der Formulierung der Fragen enttarnt werden.

In monatelangen Marathonsitzungen trainieren die Jungmediziner deshalb das Lösen solcher Fragen und probieren sich an alten Examina. In mancher Wohngemeinschaft geht die Mär, der Mitbewohner, ein Medizinstudent, habe auf die Frage, „Noch'n Kaffee?" nur Antwortbuchstaben von „A" bis „E" gemurmelt.

Finten in den Prüfungsfragen

Unzulässig ironisch ist der Vorschlag einer Studentenzeitung, die modernen Patienten sollten später ihren noch jungen Ärzten ihr Leiden verpackt zu jeweils fünf Antwortvorschlägen präsentieren.

Der Vorteil dieses Systems liegt allerdings auf der Hand. Wo von fünf Antworten nur eine richtig ist, braucht niemand zu diskutieren und der Computer übernimmt die Auswertung. Schade nur, daß Studenten mit weniger Sitzfleisch, falscher Lerntechnik, aber auch Menschen anderer Muttersprache (wegen der sprachlichen Spitzfindigkeiten), mit einem Klotz am Bein ins Rennen gehen. Bei der ersten Prüfung wandelt ein Teil der Kandidaten dann ihren Berufswunsch und widmet sich fortan der Betriebswirtschaft oder der Rentierzucht. Oder wird doch Lokomotivführer.

Medizinprüfungen per Computer

Auf den glücklichen Rest allerdings wartet – nach ungefähr sechs Jahren Studium – das letzte Staatsexamen, zwar wiederum mit Ankreuzfragen, doch obendrein folgen Fragen direkt von Mensch zu Mensch, von Professor zu Student.

Vom alten Professor Sauerbruch wird überliefert, daß er diese letzte große Prüfung immer im hinteren Abteil seiner chauffeurgelenkten Limousine abgehalten habe. Wer von den Studenten durchfiel, mußte bei Wind und Wetter aussteigen. Den jeweils erfolgreichen Kandidaten erwartete dagegen wohlfeiles Gebäck am gedeckten Tisch von Frau Sauerbruch.

Am Ende: Fragen von Mensch zu Mensch

Kaffee und Kuchen beim Herrn Professor sind selten geworden, was zumeist die Freude über das bestandene Examen nicht schmälert.

Fortan ist das Land um einen Arzt reicher. Und der unterwirft sich – auch wenn er ihn niemals aufsagt oder unterschreibt – dem ärztlichen Eid. Ursprünglich soll dieser Schwur auf den griechischen Arzt Hippokrates (um 460 bis 370 v.Chr.) zurückgehen. 1948 aber faßte der Weltärztebund diesen Schwur neu und so wandelte sich der „hippokratische Eid" zum „Genfer Gelöbnis". Aber keine Sorge, die Formel beschreibt lediglich den amtlichen Ethos. Verpflichtungen entstehen daraus nicht.

Und dann: ein neuer Arzt

Der Eid des Hippokrates/ Genfer Gelöbnis

„Bei meiner Aufnahme in den ärztlichen Stand gelobe ich feierlich, mein Leben in den Dienst der Menschlichkeit zu stellen. Ich werde meinen Beruf mit Gewissenhaftigkeit und Würde ausüben. Die Erhaltung und Wiederherstellung der Gesundheit meiner Patienten soll oberstes Gebot meines Handelns sein. Ich werde alle mir anvertrauten Geheimnisse wahren. Ich werde mit allen meinen Kräften die Ehre und die edle Überlieferung des ärztlichen Standes aufrechterhalten und bei der Ausübung meiner ärztlichen Pflichten keinen Unterschied machen, weder nach Religion, Nationalität, Rasse, noch nach Parteizugehörigkeit oder sozialer Stellung. Ich werde jedem Menschenleben von der Empfängnis an Ehrfurcht entgegenbringen und selbst unter Bedrohung meine ärztliche Kunst nicht in Widerspruch zu den Geboten der Menschlichkeit anwenden. Ich werde meinen Lehrern und Kollegen die schuldige Achtung erweisen. Dies alles verspreche ich feierlich auf meine Ehre."

Schön, nicht wahr? Mit Zündstoff darin allerdings. Der Arzt darf tatsächlich keinen Unterschied machen zwischen den Patienten, auch nicht nach sozialer Stellung. Doch die privatversicherten Patienten, die sozial etwas besser gestellten, werden heftiger umsorgt, schließlich tragen sie mehr Honorar ein (siehe Seite 40). Von dem versteckten Abtreibungsverbot ("jedem Menschenleben von der Empfängnis an...") wollen wir hier gar nicht erst anfangen.

Brisanz im ärztlichen Eid

Eine Verordnung, dieses Gelöbnis in der Praxis an die Wand zu hängen wie das Jugendschutzgesetz in der Kneipe, existiert übrigens nicht.

Die Ochsentour zur eigenen Praxis

Nun hat der Studicus mit heißem Bemühen die Medizin studiert. Doch ach – er ist weder Arzt noch Doktor! Wie kann das sein? Ganz einfach: Arzt ist, wer von der Gesundheitsbehörde dazu ernannt wird. Dieser bedeutsame Schritt hat natürlich einen großen Namen: Approbation. Den Doktortitel dagegen erhält der studierte Mediziner für eine wissenschaftliche Arbeit. Die erst trägt ihm den Titel „Dr. med." ein. Zwar schmücken diese akademischen Buchstaben ungemein, doch praktischen Nutzen bringen sie nicht.

Das Examen macht noch keinen Arzt

So mancher Praxis steht tatsächlich ein Arzt vor, der – streng genommen – kein Doktor ist, weil er keine wissenschaftliche Doktorarbeit vorgelegt hat. Doch keine Sorge: Wo Arzt draufsteht ist auch Arzt drin.

Und auch andersherum funktioniert der Irrtum: So mancher Doktor der Philosophie, der Juristerei oder gar der Ingenieurwissenschaft muß sich von den lieben Nachbarn ausführlich deren Zipperlein schildern lassen – wegen des „Dr." an der Türklingel.

Mancher Arzt ist kein Doktor – und umgekehrt

Nach erfolgreichem Studium stehen dem jungen Mediziner viele Wege offen. Wer eine eigene Praxis eröffnen möchte, muß sich zunächst weiterbilden. Der erste Schritt auf dieser langen Reise heißt „Arzt im Praktikum" kurz AiP: Da leistet der frischgebackene Mediziner eineinhalb Jahre die Arbeit eines Assistenzarztes – für immerhin ein Drittel von dessen Gehalt, etwas weniger noch als die Dame verdient, die das Krankenhausparkett pflegt.

Der lange Marsch zur Arztpraxis

Studium: ca. 5-6 Jahre

Praktisches Jahr: 1 Jahr
Ende der Studentenzeit

Arzt im Praktikum: 1,5 Jahre
(Tätigkeit als Arzt im Krankenhaus)
Zulassung als Arzt

Weiterbildung: 4 Jahre
möglich:
Praxis als Praktischer Arzt/
Allgemeinarzt

Weiterbildung: 5 Jahre
möglich:
Praxis als Facharzt

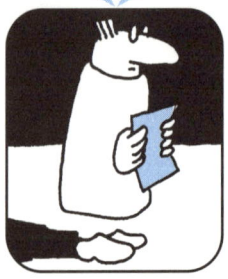

Ob Assistenzarzt oder Arzt im Praktikum – nun lernt er die Medizin aus einem anderen Blickwinkel kennen. Prioritäten setzen und Verantwortung übernehmen stehen auf der Tagesordnung, dazu die menschliche Seite der Auseinandersetzung mit Patienten und ihren Angehörigen. Darüber hinaus will ein Berg Papierkram bewältigt sein. Nicht ohne Grund wird ein weiser Professor mit den Worten zitiert, ein guter Arzt könne nur werden, wer 90 Prozent des anstudierten Wissens wieder vergißt! Nur welche 90 Prozent?

Aus der Uni hinaus ins Leben

An Praxis fehlt es jetzt allerdings kaum mehr, denn die Ehre der oft unbezahlten Überstunden und nächtlichen Bereitschaftsdienste bereichern den Erfahrungsschatz. Das Wachbleiben für 36 Stunden am Stück – Tagschicht, Nachtschicht, Tagschicht – trainiert fürs Ärzteleben, entbindet aber nicht von der Pflicht zur Konzentration.

Zeit der Bewährung: Arzt im Praktikum

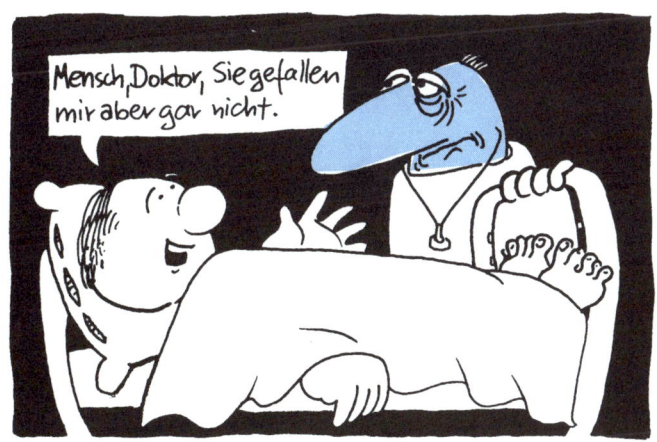

Zeitraubendem Familienleben braucht sich ein junger Arzt in diesem Lebensabschnitt oft nicht zu widmen. Gut so, denn dann bleibt schließlich auch an Samstagen und Sonntagen ausreichend Zeit, um auf der Privatstation des Chefs nach dem Rechten zu sehen – freiwillig natürlich und unentgeltlich.

Zeit der Konzentration auf den Beruf

Für den Patienten ist ein guter Arzt, wer:

→ ihm schnell hilft

→ ihn schnell heilt

→ ihm wenig Schmerzen bereitet (z.B. beim Blutabnehmen!)

→ ihn bald nach Hause entläßt

→ ihn ernst nimmt und

→ ihm zuhört.

Für den Oberarzt und den Chefarzt ist ein guter Assistenzarzt, wer:

→ schnell arbeitet

→ die Krankenhausbetten belegt hält

→ dem Oberarzt möglichst wenig Arbeit bereitet

→ dem Chefarzt obendrein die Arbeit bei Forschungsaufgaben abnimmt

Und noch immer hat der Arzt nicht ausgelernt: Wer es zum Praktischen Arzt oder Arzt für Allgemeinmedizin bringen will, darf nunmehr einige Jahre in verschiedenen Abteilungen, wie zum Beispiel der Inneren Medizin, Kinderheilkunde oder etwa der Orthopädie als Assistenzarzt verbringen.

Tingeln für den breiten Horizont

Auszug aus der Weiterbildungs-ordnung für Allgemeinmediziner:

Die Allgemeinmedizin umfaßt den gesamten menschlichen Lebensbereich, die Krankheitserkennung und -behandlung sowie die Gesundheitsführung der Patienten, unabhängig vom Alter, Geschlecht und der Art der Gesundheitsstörung. Die wesentlichen Aufgaben des Allgemeinarztes liegen daher in der Erkennung und Behandlung jeder Art von Erkrankungen, in der Vorsorge und in der Behandlung lebensbedrohlicher Zustände, in der ärztlichen Betreuung chronisch Kranker und alter Menschen, in der Erkennung und Behandlung von milieubedingten Schäden, in der Einleitung von Rehabilitationsmaßnahmen sowie in der Integration der medizinischen, sozialen und psychischen Hilfen für die Kranken und in der Zusammenarbeit mit Ärzten anderer Gebiete, in Krankenhäusern und Einrichtungen des Gesundheitswesens.

Weiterbildungszeit: 4 Jahre

davon:

➤ 1 1/2 Jahre Innere Medizin, davon mindestens ein Jahr im Stationsdienst. Hierauf können 6 Monate Weiterbildung in Anästhesiologie oder Arbeitsmedizin oder Haut- und Geschlechtskrankheiten oder Kinderheilkunde oder Kinder- und Jugendpsychiatrie oder Klinische Pharmakologie oder Laboratoriumsmedizin oder Neurologie oder Psychiatrie angerechnet werden.

➤ 1 Jahr Chirurgie. Hierauf können 6 Monate Weiterbildung in Frauenheilkunde oder Geburtshilfe oder Hals- Nasen- Ohrenheilkunde oder Orthopädie oder Urologie angerechnet werden.

➤ 6 Monate in einer Allgemeinpraxis

➤ 1 Jahr in der Allgemeinmedizin oder in einem anderen Gebiet nach freier Wahl

Wer sich stattdessen zum Facharzt weiterqualifizieren will, muß einen langen Katalog detaillierter Anforderungen erfüllen, bevor er diesen Titel zugesprochen bekommt. So muß etwa ein Chirurg eine schier endlose Flut von Operationen bewältigt haben, bevor er sich Facharzt für Chirurgie nennen darf – unter einigen Dutzend Schilddrüsen, Mägen und Därmen läuft da gar nichts.

Fünf Jahre trennen Arzt und Facharzt

Gestärkt durch seinen umfangreichen Erfahrungsschatz darf sich ein Arzt anschließend niederlassen – nicht um sich auf seinen Lorbeeren auszuruhen, sondern um eine Praxis zu gründen. Jedenfalls sofern ihn die jeweilige Kassenärztliche Vereinigung läßt. Denn wenn das Boot voll ist, wenn also in einer Stadt schon eine bestimmte Zahl von zum Beispiel Hals-Nasen-Ohrenärzten praktiziert, darf kein neuer Kollege dieses Faches mehr dazustoßen.

Nicht jeder darf, der will

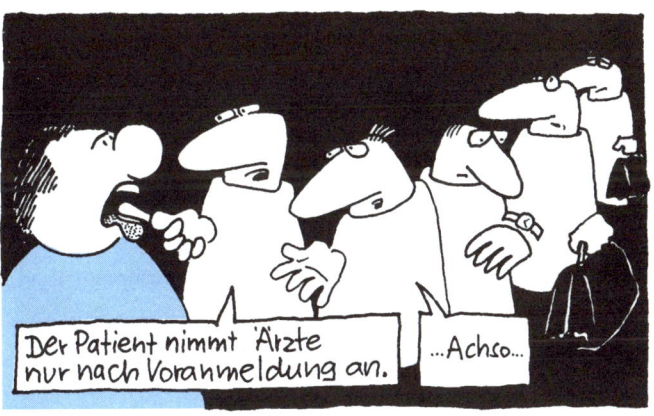

Der Patient nimmt Ärzte nur nach Voranmeldung an.

...Achso...

Wer eine Zulassung erhält, springt wiedermal ins kalte Wasser. Schnell nämlich stellt sich heraus, daß sich die Anforderungen an niedergelassene Ärzte von denen an Krankenhausärzte grundsätzlich unterscheiden. Neue menschliche Qualitäten sind gefordert, ein Studium der Betriebswirtschaft wäre jetzt angebracht. Kredite aushandeln, Kosten berechnen, Steuern planen und Personal führen – ein guter Arzt hat so die Chance, sich obendrein als begnadeter Ökonom zu beweisen, soll die wirtschaftliche Existenz seiner Praxis samt der seiner Angestellten von Dauer sein.

Vom Arzt zum Betriebswirt

Diese notwendige Doppelrolle von Arzt und Ökonom birgt indes so manche Zwickmühle. Denn eine Arztpraxis ist auch ein Wirtschaftsunternehmen, das samt Mitarbeitern im Normalfall fünf bis zehn Familien ernährt. Jede Stufe der Gesundheitsreform hat den Ärzten vor allem einen Berg zusätzlicher Reglements beschert. So ist es ja in Ordnung, daß Vitaminpülverchen und Abführmittel nicht leichtfertig verschrieben sein sollen. Aber natürlich hat jeder Patient Anspruch auf sorgsame Gespräche samt geduldiger Erläuterungen der vielen medizinischen Fachbegriffe und Sachverhalte. Doch in der Praxis ist Zeit ein kostbares Gut, das die Krankenkassen bisher eher karg vergüten. Der Ökonom im Arzt müßte – streng genommen – die Beratungsgespräche

Die Praxis: Existenz für fünf bis fünfzig Menschen

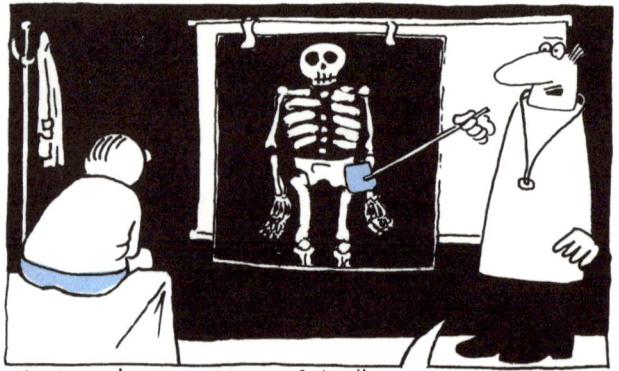

„Und seh'n Sie: diesen Schatten... da müssen wir wohl ein paar grössere Scheine entfernen..."

eigentlich kurz und knapp halten. Ein klein wenig wurden die Beratungsgespräche in dem Raster der Arzthonorare zum Beginn des Jahres 1996 aufgewertet, so daß die kühle Kostenrechnung den Doktor nicht mehr ganz so arg hetzen (siehe Seite 36).

Zeit ist Geld, grad beim Arzt

In Saus und Braus: die eigene Praxis

Der Arzt ist reich, das weiß man doch und außerdem steht es allenthalben in der Zeitung. Ein paar Preisvergleiche dokumentieren das: Ein Pillen-Rezept kostet zwischen 2,40 und 7,80 Mark – die behördliche Bescheinigung für den Austritt aus der Kirche in der Regel über 30 Mark. Eine sterile intramuskuläre Spritze trägt dem Arzt

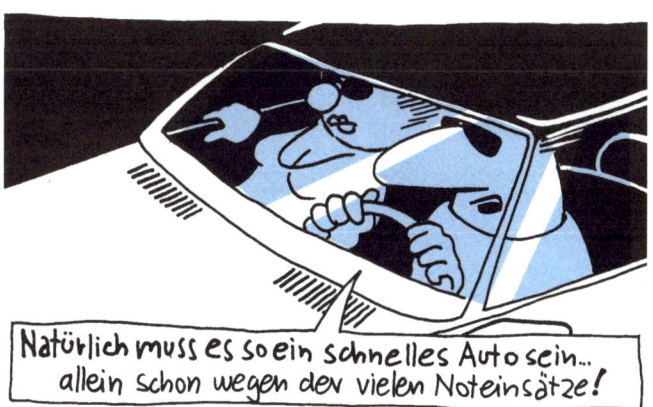

Natürlich muss es so ein schnelles Auto sein...
allein schon wegen der vielen Noteinsätze!

nichts ein (bei Kassenpatienten) oder maximal 10,49 Mark (bei den teuren Privatpatienten) – das Ohrloch-Stechen beim Juwelier kostet 18 Mark für jedermann. Die eigenhändige Untersuchung eines Enddarms bringt dem Arzt zwischen 5,40 und 15,73 Mark ein – das entspricht im Schnitt dem Gegenwert einer Currywurst mit Beilagen. Die Wegepauschale für den Arzt beim Hausbesuch (zwei bis fünf Kilometer) beträgt 12,40 Mark – die Fahrtkostenpauschale der Telekom immerhin 70 Mark. Einmal künstliche Beatmung mit allem drum und dran macht im Notfall maximal 39,33 Mark bitteschön – für eine Dauerwelle beim Friseur reicht das bei weitem nicht.

Was der Arzt verdient

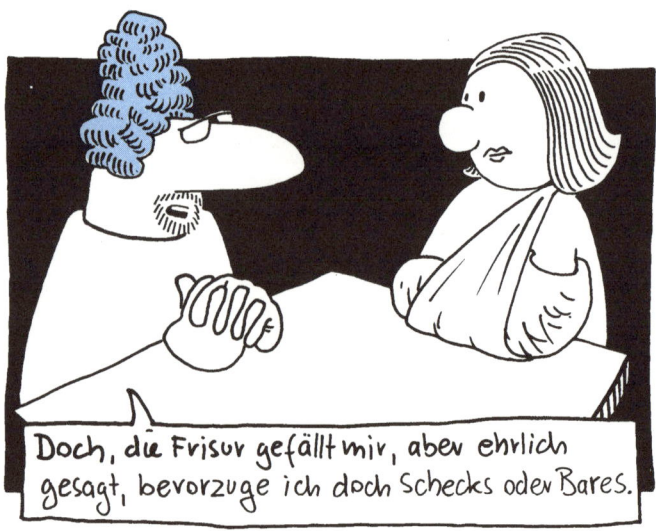

Doch, die Frisur gefällt mir, aber ehrlich gesagt, bevorzuge ich doch Schecks oder Bares.

Diese Honorare sind nun beileibe nicht allein dem Herrn Doktor zugedacht, sondern gelten als Gesamtvergütung für die Arztpraxis; also für alle, die dort arbeiten. Die freundliche Dame am Empfangstresen möchte natürlich einmal im Monat ihren Lohn bekommen. Dafür überweist der Chef, der Arzt, erst das nötige Geld aus der Rubrik „Lohnnebenkosten" an Finanzamt und Rentenkasse, dann den Lohn an seine Mitarbeiterin. Das gleiche Verfahren ist selbstverständlich den beiden Praxishelferinnen vergönnt (die zu Hause jeweils drei hungrige Mäuler zu stopfen haben), der Raumpflegerin und schließlich dem Arzt für die Praxisvertretung, falls der Herr Praxisinhaber dann doch ein paar freie Tage nimmt. Die Praxismiete (Gewerbepreise) muß natürlich auch bezahlt sein, der Strom, Telefon, Kreditzinsen und -tilgung, Praxisversicherungen und so fort. Je nach Zuschnitt einer Praxis verzehren diese Kosten zwischen 30 und 60 Prozent des Umsatzes. Was schließlich übrig bleibt, teilt sich der niedergelassene Arzt mit dem Finanzamt, Kranken- und Rentenversicherung (das Ärzteversorgungswerk) und der Berufshaftpflichtversicherung.

Billige Preisvergleiche

Ein Honorar und viele offene Hände

Nicht zu vergessen die Kosten für Fortbildungskurse – sie schlagen schnell mit 3000,- Mark für ein Wochenende zu Buche. Und auch das Bafög-Amt meldet sich spätestens nach fünf Jahren und möchte das Geld zurück, das den Medicus während seines Studiums am Leben erhalten hatte.

Berechenbar: Ärzte im Krankenhaus

Einfacher sieht die Rechnung bei der großen Schar der angestellten Ärzte in den Krankenhäusern und anderen Institutionen aus. Sie beziehen ihr normales Angestellten-Salär. Und die vielen jungen Mediziner ohne Job? Tja, die fahren halt Taxi, wie manche schon während des Studiums.

Die Abrechnung: Wie der Arzt an das Geld kommt

Wie fortschrittlich war doch das alte Reich der Mitte: Honorar bekam der Arzt nur, solange der Patient gesund blieb! Hier und heute verläuft der Weg zum ärztlichen Wohlstand andersherum: das Behandeln bringt Umsatz, nicht das Heilen.

> Ein geheilter Patient ist ein verlorener Kunde.

Weit weg: Arzthonorar nur bei Gesundheit

Ein guter Arzt nimmt sich hierzulande Zeit für seine Patienten und ist mindestens Europameister im Zuhören. Was könnte seinen Arbeitstag auch angenehmer gestalten als in Ruhe zahlreichen Krankheitsgeschichten zu lauschen, die Patienten gründlich zu untersuchen und alle Fragen in einem vertrauten Gespräch gründlich zu klären.

Doch zugegeben: Die Wirklichkeit sieht anders aus. Wer kennt schon einen Arzt, der nicht überwiegend im Sauseschritt durch die Praxis fegt, um die vielen Patienten überhaupt versorgen zu können?

Seltene Tugend: Zuhören

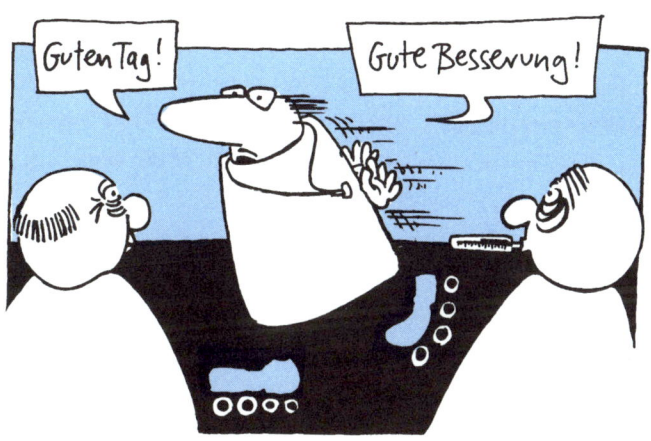

Zeit, auch Zeit für die Patienten, zählt zu den knappen und vor allem nicht vermehrbaren Gütern. Zwar läßt sich kein Arzt freiwillig auf die Zwei-Minuten-Medizin ein – schließlich will sogar er ein wenig Freude an seinem Beruf haben. Doch ein Mindestmaß an Umsatz muß auch in Arztpraxen erwirtschaftet werden, denn am Monatsende wollen die Gehälter der Angestellten und die Miete bezahlt sein und mehr.

Knapp und teuer: die Zeit

Will ein niedergelassener Arzt nicht wirtschaftlich Schiffbruch erleiden, muß er Kompromisse schließen. Denn die entscheidende Größe in der Kalkulation ist die nackte Zahl der Patienten: Je mehr Kranke durch die Sprechzimmer geschleust werden, desto gesünder ist der Wirtschaftsbetrieb „Arztpraxis".

Geheim: Der Grund für die ärztliche Eile

Dies gilt seit Anfang 1996 mehr denn je, da die Abrechnungsmuster der Krankenkassen erneut geändert wurden. Seither umfaßt das ärztliche Grundhonorar eine Pauschale pro Kassenpatient und Quartal. 12 bis 20 Mark beträgt dieses Handgeld. Es sei denn, der Patient gehört einem fortgeschrittenen Jahrgang an; dann billigen die Kassen dem Arzt zwischen 16 und 36,50 Mark zu. (Warum mehr für die Alten? Der Kollege sagt: „Die Quasseln immer so lange!") Mit dieser Pauschale sind die sogenannten ärztlichen Grundlei-

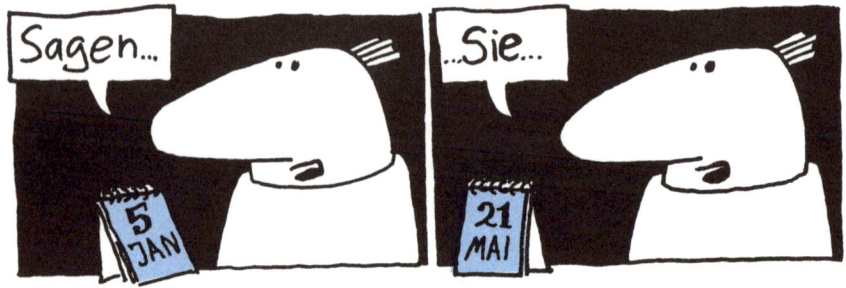

stungen (wie Rezept schreiben, Spritzen geben, Blut abneh-
men, einfache Untersuchungen und so weiter) abgegolten –
egal wie häufig sie im Laufe des Quartals notwendig werden.
Jeder weitere Kontakt mit seinen Patienten im laufenden
Vierteljahr bringt dem Praxisinhaber nur eine kleine Prämie
von weniger als einem Fünfmarkstück.

Ein kluger Arzt gibt deshalb seinen Patienten stets einen
neuen Termin im folgenden Quartal – und rechnet dann
noch einmal das Honorar für die Grundleistungen ab.

Doch auch bei dem neuen Termin im kommenden Quartal wird der arme Arzt nicht viel Zeit für tiefschürfende Erläuterungen finden. Denn längere Gespräche bescheren den
Hausärzten nur wenig mehr Einkommen, Fachärzte gehen
dabei fast leer aus.

Geheim: Der Grund für den neuen Termin in ein paar Wochen

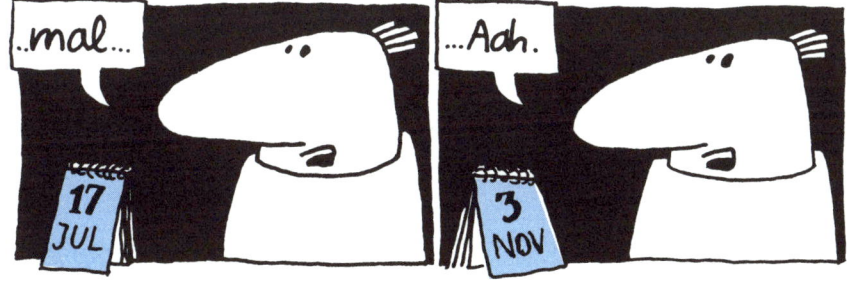

Krankenscheine zu Geldscheinen

Ungleiche Brüder: Kassen- und Privat- patienten

Wie kommt denn nun der Arzt zu seinem Geld? Grundsätzlich gilt es zwischen Kassenpatienten und Privatversicherten zu unterscheiden; denn die Abrechnung folgt unterschiedlichen Mustern.

Gern gesehen: die Privatpatienten

Zählt ein Mensch zur wachsenden Minderheit der Privatpatienten, schickt ihm sein Arzt nach der Behandlung eine Rechnung. Der Patient sieht schwarz auf weiß, was der Arzt getan hat und was es kostet – ganz so wie bei einer Werkstatt-Rechnung. Streng genommen könnte ein **Rechnungen für Privatpatienten** Doktor für seine Bemühungen ein beliebig hohes Honorar fordern, sofern er sich vorher mit seinem Kunden darüber verständigt hat. Doch die privaten Krankenkassen erstatten nicht jeden Preis – und nur wenige Patienten möchten auf exorbitanten Rechnungen sitzen bleiben.

Üblich ist deshalb die Abrechnung gemäß der Gebührenordnung für Ärzte, kurz „GOÄ" genannt. In diesem Mammutwerk sind alle anerkannten ärztlichen Leistungen **Katalog des ärztlichen Angebots** katalogisiert, teils einzeln, teils in Gruppen. Von der telefonischen Beratung (Nummer: 1, Punktzahl: 80, Gebühr: DM 9,12) über die Eröffnung der hinteren Schädelgrube (Nummer: 2518, Punktzahl: 2700, Gebühr: DM 307,80) bis hin zur mikroskopischen Untersuchung von Nerven/Rückenmark/Gehirn nach innerer Leichenschau (Nummer: 6018, Punktzahl: 300, Gebühr: DM 34,20) ist jede Katalogposition mit einer Nummer und einem DM-Betrag versehen. Allgemein anerkannt und von den privaten Versicherungen ak-

zeptiert ist es, die Beträge mit dem Faktor 2,3 zu multiplizieren. Jede weitere Preiserhöhung erfordert eine Begründung.

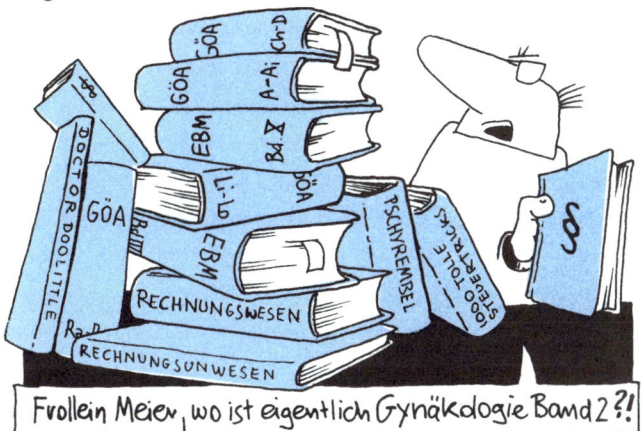

Frollein Meier, wo ist eigentlich Gynäkologie Band 2?!

Wer (an langen Winterabenden) seine Arztrechnungen entschlüsseln will, bekommt vom Verband der privaten Krankenversicherung in Köln die aktuelle Gebührenordnung für Ärzte, die GOÄ, zugeschickt (Adresse
Seite 123).

Hat der brave Patient an der Rechnung vom Doktor
nichts zu beanstanden, überweist er den Betrag und bekommt das Geld in der Regel von seiner privaten Krankenversicherung erstattet – sofern die Versicherung kein Haar in
der Suppe findet. Kommt es zwischen Arzt und Patient zum
Streit, reiben sich mindestens zwei andere Freiberufler die Hände: die Anwälte. Denn letztlich entscheiden die Gerichte.

**Kranken-
versicherung
erstattet die
Arztrechnungen**

Masse macht's: die Kassenpatienten

Versorgt der Arzt einen Kassenpatienten, beginnt ein arg kompliziertes Abrechnungsverfahren: Was bei Privatpatienten die „Gebührenordnung für Ärzte" (GOÄ), das ist bei der Behandlung der gesetzlich Krankenversicherten der EBM, der „Einheitliche Bewertungsmaßstab für ärztliche Leistungen". Dieser Katalog schreibt fest, welche Handgriffe des Arztes wie honoriert werden. Allerdings ordnet diese lange Liste den ärztlichen Leistungen Punktwerte zu anstelle fester Geldbeträge. Wieviel Geld jeder erarbeitete Punkt wert ist, erfährt der Arzt jeweils erst weit nach Ablauf des Vierteljahres. Ursprünglich waren es einmal 10 Pfennig.

Schwieriger Fall: Abrechnung der Kassenpatienten

Seit 1996 steht für alle Arzthonorare zusammen lediglich ein fester, „gedeckelter" Betrag zur Verfügung - also oben begrenzt wie ein Topf mit Deckel: Mehr als der gedeckelte Betrag wird nicht unter den Ärzten verteilt. In jedem Quartal wird dafür der Pfennigwert pro EBM-Punkt neu errechnet - abhängig davon, wieviel Geld insgesamt den Kassen zur Verfügung steht und wieviele Punkte die Ärzte gesammelt haben.

Neuerungen Anno 1996

Mit dieser Reform setzte 1996 ein Verteilungskampf zwischen den Ärzten ein: Jeder sammelte möglichst viele Punkte, um auch bei sinkenden Punktwerten sein Einkommen wenigstens zu halten. Die ärztliche Jagd nach EBM-Punkten führte innerhalb des Jahres '96 zu einer wundersamen Leistungsvermehrung um etwa ein Drittel. Die Ärzteschaft hatte insgesamt mehr Punkte gesammelt, das Geld der Krankenkassen aber blieb unverändert. Die Folge: Der Punktwert sank von rund 10 Pfennigen herab auf regional zum Teil unter sechs Pfennige. Ein Arzt erhielt deshalb für die gleichen Leistungen immer weniger Geld. Einzig möglicher Ausgleich: mehr ärztliche Handgriffe und damit mehr Punkte pro Quartal. Ein Hamsterradeffekt: immer schneller laufen, um das sinkende Honorar pro Handgriff auszugleichen. Und je schneller alle laufen, desto schneller sinkt das Honorar...

Verteilungskampf mit Hamsterrad-Effekt

Und weil nichts in der Medizin sich so schnell entwickelt wie das Abrechnungsverfahren für Ärzte, sieht der Gesetzgeber zum 1. Juli 1997 eine Reform der Reform vor, die dem Hamsterrad Bremsbacken anlegt: Die Ärzte dürfen fortan nicht mehr unbegrenzt Punkte sammeln. Pro Quartal und Patient ist die Zahl der Punkte, also der heilenden Handgriffe begrenzt: Wundern Sie sich also nicht, wenn Ihr Arzt Sie kurz vor Ende eines Quartals allenfalls zähneknirschend einläßt. Dann ist das Punktekonto des Doktors für das laufende Vierteljahr ausgeschöpft, und er muß Sie kostenlos behandeln. Einen Termin, ein paar Tage später, im neuen Quartal schätzt der Arzt deshalb wesentlich mehr, denn dann gibt's frische Punkte, also frisches Geld.

Neuerungen 1997

Im Detail sieht diese Honorarbremse für Ärzte so aus: Es werden jeweils Allgemeinmediziner untereinander verglichen, ebenso Augenärzte, Anästhesisten, Chirurgen, Frauenärzte, Hautärzte, HNO-Ärzte, Internisten, Kinderärzte, Neurologen, Nervenärzte, Psychiater, Orthopäden und Urologen. Für jede dieser Gruppen errechnet die Kassenärztliche Vereinigung eine „Fallpunktzahl", die Zahl der EBM-Punkte, die ein Arzt - im statistischen Mittel - pro Patient abrechnet (kurzum: wieviel ein durchschnittlicher Arzt bisher an einem durchschnittlichen Patienten gearbeitet und ver-

Honorarbremse für Ärzte

dient hatte). Diese Fallpunktzahl wird multipliziert mit der Zahl der Patienten einer Praxis (abgestuft nach dem Alter der Patienten, weil ältere Menschen mehr krank sind). Ergebnis: das Praxisbudget. Es schreibt fest, wieviel die Praxis künftig eintragen darf.

Lediglich an ein, zwei Stellen ist diese Fernsteuerung der Praxis-Einkommen durchbrochen: Bietet ein Arzt Leistungen, die besonders wichtig sind oder sonst nicht angeboten werden, läuft deren Abrechnung außerhalb des Praxisbudgets. Dies wird gleichwohl selten mehr als 20 Prozent des Umsatzes umfassen.

Da liegt die Idee nahe, künftig einfach mehr Patienten durchzuschleusen, anstatt die alte Kundschaft intensiver zu betreuen. Doch auch da ward ein Riegel vorgeschoben: Die Anzahl der Patienten darf um maximal fünf Prozent pro Quartal steigen. Egal wie sich die Bevölkerung künftig fühlt. Ach ja, Filialen dürfen Ärzte sowieso nicht aufmachen, um etwa ein zusätzliches Praxisbudget zu bekommen.

Und noch eine neue Regelung: Große Praxen werden stärker gebremst als kleine. Zuerst wird die durchschnittliche Anzahl der Patienten in den Praxen einer Fachgruppe ermittelt. Sagen wir 1.000 Patienten pro Quartal. Für die erste Hälfte davon, also hier die ersten 500, erhält eine Praxis 10 Prozent mehr Honorar. Für die Patienten Nummero 501 bis 1500 bekommt der Arzt 10 Prozent weniger für die gleiche Leistung. Übersteigt die Patientenzahl den statistische Mittel noch mehr, gibt's 20 Prozent Abzug vom Honorar.

Eine Branche freut sich über jeden neuen Reform-
schub im ärztlichen Abrechnungswesen: Die Anbieter
von Seminaren für Ärzte à la „Wie hole ich das meiste
aus dem neuen Regelwerk der Honorarabrechnungen".

Damit nicht genug der Begrenzungen: Kontrolliert wird
auch, wieviele Medikamente der Arzt verschreibt: Die Kosten für Medikamente dürfen einen bestimmten Betrag pro
Quartal und Patient nicht übersteigen. Zusätzlich schreibt
die „Negativliste" dem Arzt vor, welche Pillen er nur noch
auf Privatrezepten verordnen darf, also zum Selbstbezahlen.
Verstößt der Arzt gegen diese Bestimmungen, muß er die
Mehrkosten aus eigener Tasche bezahlen.

Medizin aus eigener Tasche bezahlt

Ärgerlich für Ärzte, daß mancher Patient dieses Bestim-
mungsgestrüpp doch tatsächlich immer noch nicht begreift
und leichtfertig glaubt: „Wer nicht verschreibt, taugt nichts!"

Obendrein schmerzt es die ärztliche Zunft, daß sie bei
den Kassenpatienten nicht wie bei den Privatpatienten die
Preise mit 2,3 multiplizieren dürfen. Bei Kassenpatienten
gilt der einfache Satz. Punktum. Streng wirtschaftlich gese-
hen liebt ein Arzt deshalb die Privatversicherten. Zwar werden die Privatpatienten nicht überall in separate Wartezimmer mit weich gepolstertem Gestühl geleitet. Doch welcher
Mensch im Arzt kann sich schon dem Reiz des 2,3fach
höheren Honorars entziehen?

Mehr geliebt: die teuren Privatpatienten

Aus der Sicht des Patienten erscheint das filigrane
Regelwerk der Abrechnungsvorschriften nicht ganz so kom-
pliziert: Privatpatienten sehen ihre Arztrechnung, Kassen-

patienten nicht. Sie erfahren nie, was das Pflasterwechseln oder die so geschätzten Massagen kosten.

Und weil der Patient von der Mühsal der Abrechnungen verschont bleibt, haben sich einzelne Halbgötter-in-Weiß tatsächlich zu Unterirdischem verführen lassen: Sie rechneten Leistungen ab, die sie nicht erbracht hatten. Aufgefallen war's der Krankenkasse, als zum Beispiel ein eigentlich bereits verstorbener Patient laut Krankenschein noch ein paar Tests und Pillen brauchte. Für dieses Phänomen interessierte sich prompt der Staatsanwalt.

Dumm gelaufen: erst tot, dann Pillen

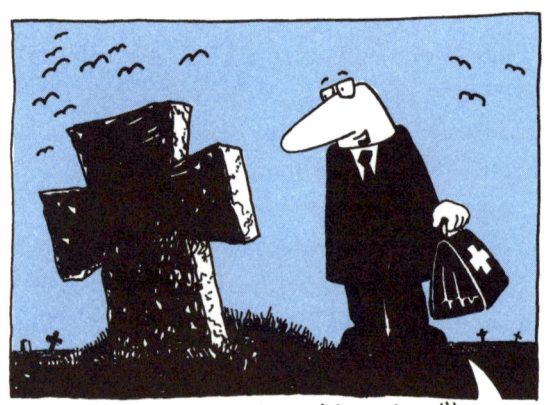

„Ich hab mir gedacht, Herr Müller, wir sollten die Behandlung auf jeden Fall abschliessen…"

Preis und Leistung: die Honorare für ärztliche Leistungen

Leistungen für Kassenpatienten sind den sogenannten EBM-Punkten zugeordnet. Pro Punkt bekommt der Arzt 6 bis 10 Pfennige (siehe Seite 42f).

Leistungen für Privatpatienten sind sogenannte GOÄ-Punkte sowie eine Gebühr zugeordnet. Der Arzt darf zumeist den 2,3fachen Satz abrechnen (siehe Seite 40).

Die Arzthonorare, eine kleine Auswahl:

Gespräch und Untersuchung

Stand: 1997

Leistungen	Punkte EBM	Kassenpatienten von – bis		Punkte GOÄ	1facher Satz GOÄ	Privatpatienten 2,3facher Satz GOÄ
		EBM-Punkt = 6 Pf	EBM-Punkt = 10 PF			
Ordinationsgebühr (Pauschale für den Kontakt mit dem Patienten einmal pro Quartal. Die höhere Pauschale gilt für Senioren)	60 bis 175	3,60 DM bis 34,50 DM	6 DM bis 57,50 DM	—	0,00 DM	0,00 DM
Konsultationsgebühr (Pauschale für jeden weiteren Kontakt mit dem Patienten pro Quartal	50	3,00 DM	5,00 DM	—	0,00 DM	0,00 DM
Verwaltungsgebühr (Rezept, Auskunft durch Helferin)	30	1,80 DM	3,00 DM	30	3,42 DM	7,87 DM
Beratung	—	0,00 DM	0,00 DM	80	9,12 DM	20,98 DM
ausführliche Beratung, (min. 10 Minuten)	300	18,00 DM	30,00 DM	150	17,10 DM	39,33 DM
eingehendes therapeutisches Gespräch	—	0,00 DM	0,00 DM	150	17,10 DM	39,33 DM
biographische Krankengeschichte erfragen	750	45,00 DM	75,00 DM	920	104,88 DM	241,22 DM

Gespräch und Untersuchung

Leistungen	Punkte EBM	Kassenpatienten von - bis		Punkte GOÄ	1facher Satz GOÄ	Privat-patienten 2,3facher Satz GOÄ
		EBM-Punkt = 6 Pf	EBM-Punkt = 10 Pf			
Beratung zur Empfängnis-regelung	80	4,80 DM	8,00 DM	30	3,42 DM	7,87 DM
Pillenrezepte	30	1,80 DM	3,00 DM	30	3,42 DM	7,87 DM
Kindervorsorge-untersuchung	650	39,00 DM	65,00 DM		0,00 DM	0,00 DM
symptombezoge-ne Untersuchung	—	0,00 DM	0,00 DM	80	9,12 DM	20,98 DM
Untersuchung Ganzkörperstatus	320	19,20 DM	32,00 DM	260	29,64 DM	68,17 DM
Beratung bei komplexen Erkrankungen (EBM: min. 10 Minuten; GOÄ: min. 20 Minuten)	300	18,00 DM	30,00 DM	300	34,20 DM	78,66 DM
Eingreifen bei einem Selbst-mordversuch	800	48,00 DM	80,00 DM	—	0,00 DM	0,00 DM
Betreuung eines Sterbenden	1800	108,00 DM	180,00 DM	—	0,00 DM	0,00 DM
Wochenend-/ Nachtgebühr, samstags	200-300	12-18,00 DM	20,00-30,00 DM	220	25,08 DM	57,68 DM

Allgemeine Leistungen

Leistungen	Punkte EBM	Kassenpatienten von – bis		Punkte GOÄ	1facher Satz GOÄ	Privat- patienten 2,3facher Satz GOÄ
		EBM-Punkt = 6 Pf	EBM-Punkt = 10 Pf			
Rezept/ Überweisung	—	0,00 DM	0,00 DM	30	3,42 DM	7,87 DM
Blutdruckmessen	—	0,00 DM	0,00 DM	120	13,68 DM	31,46 DM
Arbeitsunfähig- keitsbescheini- gung	—	0,00 DM	0,00 DM	40	4,56 DM	10,49 DM
kurzer Bericht	40	2,40 DM	4,00 DM	40	4,56 DM	10,49 DM
ausführliches Gutachten	—	0,00 DM	0,00 DM	500	57,00 DM	131,10 DM

Hausbesuche

Leistungen	Punkte EBM	Kassenpatienten von – bis		Punkte GOÄ	1facher Satz GOÄ	Privat- patienten 2,3facher Satz GOÄ
		EBM-Punkt = 6 Pf	EBM-Punkt = 10 Pf			
Einzelvisite Altenheim	550	33,00 DM	55,00 DM	120	13,68 DM	31,46 DM
Hausbesuch (GOÄ: mit Untersuchung)	400	24,00 DM	40,00 DM	320	36,48 DM	83,90 DM
Hausbesuch wei- terer Patient im gleichen Haus	130	7,80 DM	13,00 DM	250	28,50 DM	65,55 DM
Wegepauschale bis 2 km, tags	6,20 DM	0,00 DM	0,00 DM		Fest 10 DM	

Hausbesuche

Leistungen	Pauschale	Kassenpatienten von - bis		Punkte GOÄ	1facher Satz GOÄ	Privat-patienten 2,3facher Satz GOÄ
		EBM-Punkt = 6 Pf	EBM-Punkt = 10 Pf			
Wegepauschale 2-5 km, tags	12,40 DM	0,00 DM	0,00 DM		0,00 DM	0,00 DM
Wegepauschale mehr als 5 km, tags	18,00 DM	0,00 DM	0,00 DM		Fest 2,50 DM	
Wegepauschale bis 2 km, nachts	12,40 DM	0,00 DM	0,00 DM		Fest 20,00 DM	0,00 DM
Wegepauschale 2-5 km, nachts	19,15 DM	0,00 DM	0,00 DM		0,00 DM	0,00 DM
Wegepauschale mehr als 5 km, nachts	25,90 DM	0,00 DM	0,00 DM		Fest 5 DM	

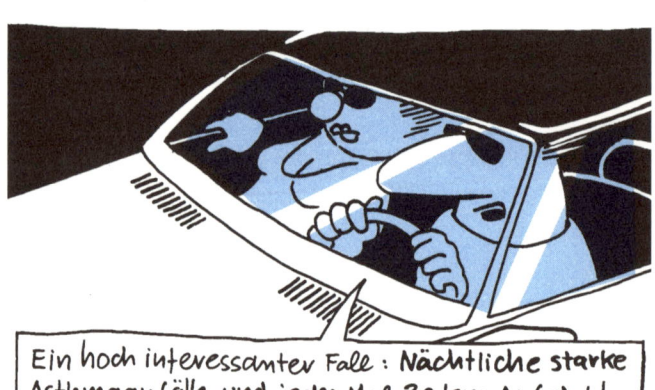

Ein hoch interessanter Fall : Nächtliche starke Asthmaanfälle und jedes Mal 30 km Anfahrt!

Behandlungen und Verbände

Leistungen	Punkte EBM	Kassenpatienten von – bis		Punkte GOÄ	1facher Satz GOÄ	Privat-patienten 2,3facher Satz GOÄ
		EBM-Punkt = 6 Pf	EBM-Punkt = 10 Pf			
Verband	—	0,00 DM	0,00 DM	45	5,13 DM	11,80 DM
Schienenverband	—	0,00 DM	0,00 DM	75	8,55 DM	19,67 DM
Kompressions-verband	—	0,00 DM	0,00 DM	65	7,41 DM	17,04 DM
Eigenblut-behandlung	—	0,00 DM	0,00 DM	90	10,26 DM	23,60 DM
Akkupunktur	—	0,00 DM	0,00 DM		0,00 DM	0,00 DM
Teilbad, ansteigend	50	3,00 DM	5,00 DM	46	5,24 DM	12,06 DM
Vereisung der Haut	90	5,40 DM	9,00 DM	71	8,09 DM	18,62 DM
Entfernung von Hautverän-derungen	150	9,00 DM	14,00 DM	—	0,00 DM	0,00 DM

Injektionen

Leistungen	Punkte EBM	Kassenpatienten von – bis		Punkte GOÄ	1facher Satz GOÄ	Privat-patienten 2,3facher Satz GOÄ
		EBM-Punkt = 6 Pf	EBM-Punkt = 10 Pf			
Blutentnahme	—	0,00 DM	0,00 DM	40	4,56 DM	10,49 DM
Injektion	—	0,00 DM	0,00 DM	40	4,56 DM	10,49 DM
Injektion intravenös	—	0,00 DM	0,00 DM	70	7,98 DM	18,35 DM
Schwangerschafts-test	45	2,70 DM	4,50 DM		0,00 DM	0,00 DM

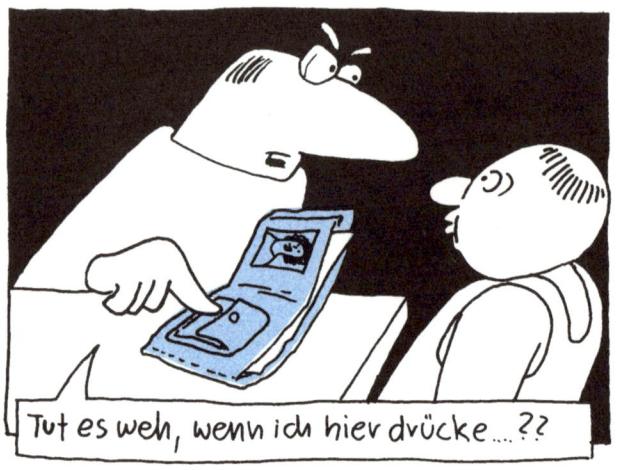

Tut es weh, wenn ich hier drücke....??

Wundversorgung

Leistungen	Punkte EBM	Kassenpatienten von - bis		Punkte GOÄ	1facher Satz GOÄ	Privat-patienten 2,3facher Satz GOÄ
		EBM-Punkt = 6 Pf	EBM-Punkt = 10 Pf			
Erstversorgung kleine Wunde	—	0,00 DM	0,00 DM	70	7,98 DM	18,35 DM
Erstversorgung kleine Wunde mit Naht	—	0,00 DM	0,00 DM	70	14,82 DM	34,09 DM
Erstversorgung große Wunde	—	0,00 DM	0,00 DM	130	14,82 DM	34,09 DM
Fädenziehen kleine Wunde	—	0,00 DM	0,00 DM	40	4,56 DM	10,49 DM
Fädenziehen große Wunde	—	0,00 DM	0,00 DM	40	4,56 DM	10,49 DM

Wundversorgung

Leistungen	Punkte EBM	Kassenpatienten von - bis		Punkte GOÄ	1facher Satz GOÄ	Privat-patienten 2,3facher Satz GOÄ
		EBM-Punkt = 6 Pf	EBM-Punkt = 10 Pf			
Fremdkörper-entfernung	—	0,00 DM	0,00 DM	100	11,40 DM	26,22 DM
Erstversorgung kleine Wunde mit Ausschneidung und Naht	260	15,60 DM	26,00 DM	160	18,24 DM	41,95 DM
Erstversorgung große Wunde mit Verschluß	300	18,00 DM	30,00 DM	240	27,36 DM	62,93 DM
Erstversorgung große Wunde mit Ausschneidung und Verschluß	520	31,20 DM	52,00 DM	400	45,60 DM	104,88 DM
Fremdkörper-entfernung mit Schnitt	200	12,00 DM	20,00 DM	379	43,21 DM	99,37 DM
Fremdkörper-entfernung, tiefsitzend	450	27,00 DM	45,00 DM	379	43,21 DM	99,37 DM

Operationen

Leistungen	Punkte EBM	Kassenpatienten von - bis		Punkte GOÄ	1facher Satz GOÄ	Privat-patienten 2,3facher Satz GOÄ
		EBM-Punkt = 6 Pf	EBM-Punkt = 10 Pf			
Entfernung von überstehendem Fettgewebe an einer Extremität	—	0,00 DM	0,00 DM	924	105,34 DM	242,27 DM
Rekonstruktive Operation	—	0,00 DM	0,00 DM	203,5	23,20 DM	53,36 DM

Operationen

Leistungen	Punkte EBM	Kassenpatienten von – bis		Punkte GOÄ	1facher Satz GOÄ	Privatpatienten 2,3facher Satz GOÄ
		EBM-Punkt = 6 Pf	EBM-Punkt = 10 Pf			
Nagelextraktion	—	0,00 DM	0,00 DM	57	6,50 DM	14,95 DM
Ambulante Operation, mehr als 2 Std.	900	54,00 DM	90,00 DM		0,00 DM	00,00 DM
Ambulante Operation, mehr als 4 Std.	1400	84,00 DM	140,00 DM		0,00 DM	00,00 DM
Entfernung einer Bindehaut- oder Lidgeschwulst	400	24,00 DM	40,00 DM	152	17,33 DM	39,85 DM
Operative Korrektur eines Nasenflügels	370	22,20 DM	37,00 DM	370	22,20 DM	97,01 DM
Mundhöhle/ Rachen, Fremdkörperentfernung	100	6,00 DM	10,00 DM	93	42,18 DM	24,38 DM
Ohrmuschelform, Korrektur Form, Größe u. Stellung	1500	90,00 DM	150,00 DM	1400	10,60 DM	367,08 DM
Herausschneiden, kleines Teil	160	9,60 DM	16,00 DM	133	159,60 DM	34,87 DM
Herausschneiden, großes Teil	250	15,00 DM	25,00 DM	554	15,16 DM	145,26 DM
Herausschneiden, im Gesicht	400	24,00 DM	40,00 DM		63,16 DM	0,00 DM
Vollhauttransplantation	300	18,00 DM	30,00 DM	1000	114,00 DM	262,20 DM

Materialkosten

Leistungen	Punkte EBM	Kassenpatienten von – bis		Punkte GOÄ	1facher Satz GOÄ	Privat-patienten 2,3facher Satz GOÄ
		EBM-Punkt = 6 Pf	EBM-Punkt = 10 Pf			
Nadel und Faden	—	0,00 DM	0,00 DM	7,93-10,43		
Skalpellklinge für Probenentnahme	—	0,00 DM	0,00 DM	0,8		
Klinge für Warzen-entfernung	—	0,00 DM	0,00 DM	0,8	Erstattung der Materialkosten ab ca. 50 DM	
Injektion, Material	—	0,00 DM	0,00 DM	2,5		
örtliche Betäu-bung, Material	—	0,00 DM	0,00 DM			
Mullbinde	—	0,00 DM	0,00 DM			

Zuschläge

Leistungen/ Zuschläge	Punkte EBM	Kassenpatienten von – bis		Punkte GOÄ	1 facher Satz GOÄ	Privat-patienten 2,3facher Satz GOÄ
		EBM-Punkt = 6 Pf	EBM-Punkt = 10 Pf			
außerhalb der Sprechstunde	—	0,00 DM	0,00 DM	70	7,98 DM	18,35 DM
von 22-6 Uhr	300	18,00 DM	30,00 DM	180	20,52 DM	47,20 DM
von 20-22/6-8 Uhr	300	18,00 DM	30,00 DM	320	36,48 DM	83,90 DM
Samst-, Feiertage	200	12,00 DM	20,00 DM	220	25,08 DM	57,68 DM
Besuch, dringend	—	0,00 DM	0,00 DM	160	18,24 DM	41,95 DM
Besuch, Samstag	300	18,00 DM	30,00 DM	340	38,76 DM	89,15 DM
für Kinder bis 4. Lebensjahr	—	0,00 DM	0,00 DM	120	13,68 DM	31,46 DM

Geschichten aus dem Sprechzimmer

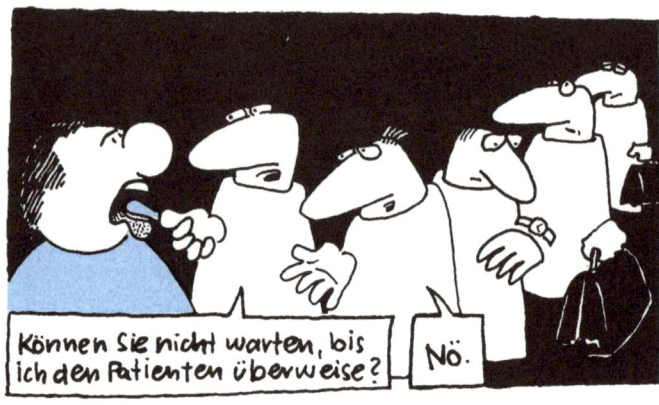

Können Sie nicht warten, bis ich den Patienten überweise? Nö.

Ärzteschwemme" lautete eines der Schlagworte in der Gesundheitsdebatte. „Ärzteschwemme" würde bedeuten, daß nicht genug Patienten da wären, um die vielen armen Ärzte zu ernähren. In solch abscheulicher Lage würde wahrscheinlich der Doktor in der U-Bahn seine Visitenkarten verteilen, sobald er ein Niesen hört – in der Hoffnung, einen Kandidaten mit Erkältung oder anderem Leiden zu erwischen. Schon bei leichtem Schnupfen würden den Patienten alle naselang roten Teppiche ausgerollt. Doch dem ist nicht so – und nicht nur weil Werbung den Medizinern verboten ist.

Kein roter Teppich bei Schnupfen-Nase

56

Zu sich selbst finden: im Wartezimmer

Die unterschiedlichsten Motive führen eigentlich normale Menschen zu dem Entschluß, sich um einen Arzttermin zu bemühen. Da quält ein akutes Leiden. Oder es ist lediglich eine Verstimmung, ein Verdacht – aber lieber auf Nummer Sicher und mal durchchecken lassen. Oder es möchte jemand einen anderen Arzt ausprobieren. Und natürlich der Wunsch nach dem „Gelben Schein", dem Formular, das die Arbeitsunfähigkeit bescheinigt. Oder ein paar köstliche Massagetermine auf Kassenkosten.

Was den Menschen zu Patienten macht

Doch findet der Arzt partout keine Rechtfertigung für einen dieser Dienste, grämt sich wahrscheinlich der Patient. Auf eine Empfehlung in dessen Bekanntenkreis kann der Doktor dann kaum bauen, denn: „Wer nicht krankschreibt, taugt nichts!".

Doch halt, keine Verallgemeinerungen. Sie sind schon sehr individuell, die Patienten. Hat es dann geklappt, der Termin beim Arzt ist endlich erreicht, geht's erst einmal ins Wartezimmer. Vielerorts macht es seinem Namen alle Ehre: ... Schließlich ist nach dem linken auch das rechte Bein der Müdigkeit erlegen und eingeschlafen. Links bellt ein Husten, rechts leuchtet ein hochroter Kopf und an der Tür warnt das obligatorische Plakat der Ortskrankenkasse vor den Folgen fetten Essens. Der da hinten leidet wohl an Heuschnupfen und niest im Takt mit dem Ticken der Wanduhr. Wohl dem, der ein gutes Buch dabei hat oder beizeiten das Stricken erlernte. Doch zum Glück gibt es in einem anständigen Wartezimmer jenes Sammelsurium vielfach gelesener Zeitschriften. Bis der Sitznachbar das begehrte Magazin ausgelesen hat, schnell einen flüchtigen Blick in die vorletzte Ausgabe

Bunte Gruppe im Wartezimmer

des Sperrmüllkalenders geworfen. Und auch vor Frauen im Spiegel, goldenen Blättern und wirklich wahren Geschichten wird nicht mehr halt gemacht, wenn die Zeit lang wird. Wie peinlich, jetzt knurrt auch noch vernehmlich der Magen. Obwohl eben erst zwei Stunden seit dem vereinbarten Termin vergangen sind.

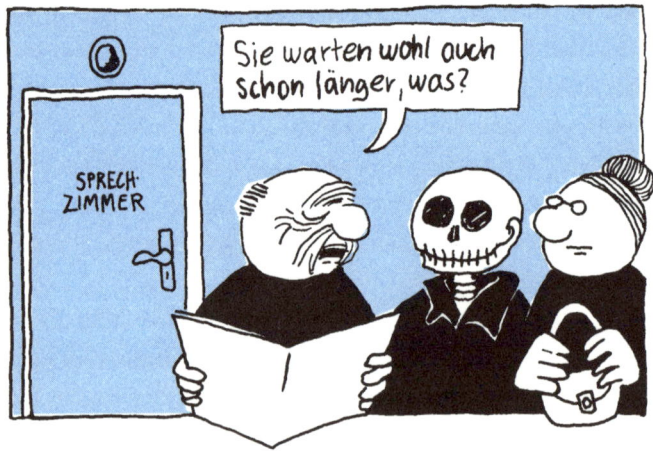

„Der Nächste bitte" – ein Blick in die Runde, tatsächlich, niemand protestiert und schon geht es durch die ledergepolsterte Tür in das Sprechzimmer. Der Stuhl dort ist etwas bequemer und der Blick wandert kurz von der Bücherwand über den Medikamentenschrank zur Ablage mit den vielen merkwürdigen Utensilien. Das Etappenziel ist erreicht.

„Der Nächste bitte"

Die Krankengeschichte

All' das Warten hat sich gelohnt, Arzt und Patient sitzen beieinander. Was aber kann der Doktor denn nun tun? Vielleicht geht es ja lediglich um die Spuren des vergangenen Abends. Oder hat die Grippe wieder zugeschlagen? Nervt der eingewachsene Nagel am großen Onkel? Einmal den Blutdruck kontrollieren bitte! Ist der neue Leberfleck harmlos? Welche Impfungen braucht man für den Inselurlaub? Auch die Hausmittel von Tante Hilda haben nicht geholfen und die rezeptfreie Tinktur aus der Apotheke war das Geld nicht wert.

Endlich beim Arzt

Die Geschichten rebellierender Mägen und eingewachsener Zehennägel sind schnell erzählt, Diagnose und Therapie liegen auf der Hand. Doch eindeutige Krankheitsfälle sind in der Praxis eher die Ausnahme. Um den tieferen Ursachen der Leiden auf die Spur zu kommen, braucht der Arzt Erfahrung und Routine. Er muß vorgehen wie ein Detektiv. Neben dem geschulten Auge und einem feinen Tastsinn dienen vor allem des Arztes gespitzte Ohren, wenn es gilt, die entscheidenden Informationen herauszufiltern.

Dr. med. Poirot

An erster Stelle des Arztbesuches steht deshalb das Erfragen der Beschwerden und ihrer Begleitumstände. Weil „Patientenbefragung" lasch klingt, verwenden Mediziner den kraftvollen Fachbegriff „Anamnese". Systematisch erfragt der Arzt von seinem Patienten die aktuellen Krankheitszeichen – Symptome genannt – und wichtigen Erkrankungen der Vergangenheit.

Am Anfang war die Befragung

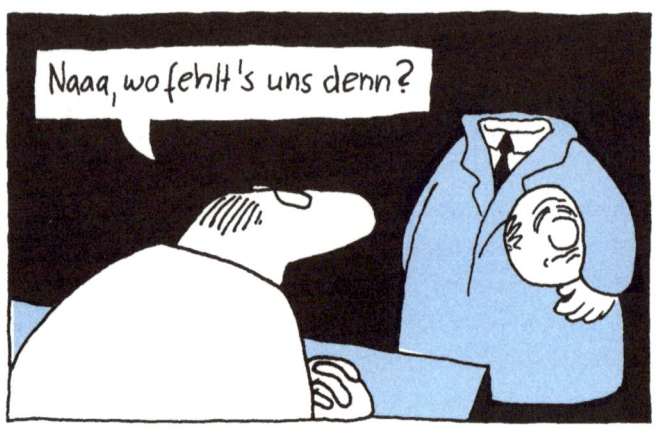

Ein guter Arzt hört auch aufmerksam zu, wenn seine Patienten ihren Kummer von der Seele reden, hilft behutsam aus, wenn die Worte zur Beschreibung der Krankheitszeichen fehlen. So schön die Theorie und hoffentlich auch die Praxis. Doch bisweilen packt den Arzt das Grausen, wenn er bei jedem Patient tatsächlich so genau zuhören, so ausgiebig erklären und besprechen muß. Schlimmer noch: Der Arzt im wahren Leben leidet schrecklich, wenn ein Patient partout nicht aufhören will, alles haarklein zu erzählen, all die mutmaßlichen Ursachen, was so in den Illustrierten stand und so fort. Es muß schon ein sehr guter Arzt sein, der die angeregte Unterhaltung erträgt, wenn sie die Krankheiten der Verwandten dritten Grades erreicht.

Angst vor Exzessen: Was der Arzt nicht wissen will

Die eigenmächtigen Schlußfolgerungen von Patienten reichen von lustig bis abenteuerlich, besonders wenn sie in dem unverrückbaren Verlangen nach einer bestimmten The-

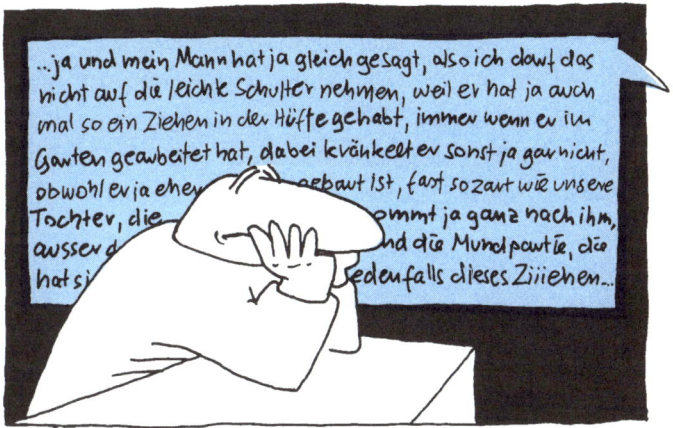

rapie münden. Zum Glück hat der Doktor da noch ein Wörtchen mitzureden.

Mit bereits fertiger Diagnose treten insbesondere die Teilnehmer an Krankheitswellen ins Sprechzimmer. Diese Wellen treten erstaunlicherweise bei Erkrankungen auf, die eigentlich nicht ansteckend sind. Doch kaum berichtet eine bunte Zeitschrift über eine schaurig-schöne Krankheit, erkennt eine Hundertschaft der Leser, daß sie an eben diesem Syndrom, pardon: Krankheitsbild leidet. Und die Wartezimmer sind gleich etwas voller.

Diagnose: Mode-Krankheit

Keine leichte Aufgabe für den Arzt also, so ein Gespräch zielstrebig zu lenken. Und so detailliert die einen berichten, so verschämt lassen andere bedeutsame Aspekte unter den Tisch fallen. Da muß der Mediziner nicht nur Detektiv sein, sondern auch Psychologe.

Was wann wo
wie wodurch?

Je deutlicher ein Patient seine Leiden, Schmerzen und Symptome benennen kann, desto klarer sieht der Arzt. Schmerzt der Bauch rechts unten seit drei Stunden oder schon seit drei Monaten? Der Arzt ermittelt dann in jeweils unterschiedliche Richtungen. Aus vielen einzelnen Elementen entsteht so ein Bild der Krankheit, die es zu lindern und zu heilen gilt.

Der ideale
Patient

Der ideale Patient beherzigt die Hinweise des Arztes, antwortet zielgerichtet und bremst den eigenen Redefluß, wenn ein Thema abgehandelt ist. Gäbe es ausschließlich solche Wunschpatienten, hätte ein Arzt sein tägliches Arbeitspensum bereits nach drei Stunden geschafft und könnte noch vor der Tagesschau heim zur Familie fahren. Oder noch mehr Geld verdienen.

Die Routine in der Sprechstunde

High-tech
selten nötig

Für den größten Teil der Fälle in der ganz normalen Hausarztpraxis braucht es nicht viel Hochtechnologie und keine übermächtige Apparate-Medizin. Vielmehr spult der Mediziner, vom Frage-Antwort-Spiel, der Anamnese, auf die Fährte gesetzt, eine wiederkehrende Reihe grundlegender Untersuchungen ab, mit wiederkehrenden Schritten – und erzielt damit den Löwenanteil seines Einkommens.

Die Routine muß nicht langweilig sein: So lehrt die Technik der körperlichen Untersuchung den Arzt so manche Fähigkeit. Zum Beispiel lange die Luft anzuhalten.

Abenteuer Ausziehen

Natürlich erfordert der kleine Schnupfen zwischendurch oder die verstauchte Hand keine vollständige körperliche Untersuchung. Aber für Krankheitszeichen, die den ganzen Körper betreffen, gilt grundsätzlich das Prinzip „von Kopf bis Fuß". Unzählige Male nach einem festen Schema durchgeführt, fällt einem erfahrenen Arzt jede krankhafte Veränderung sofort auf.

Immer wieder: Untersuchung von Kopf bis Fuß

Für die auf der anderen Seite dagegen, die Patienten, ist es nicht immer selbstverständlich, sich vor fremden Menschen auszuziehen. Sogar wenn es der Gesundheit nützt.

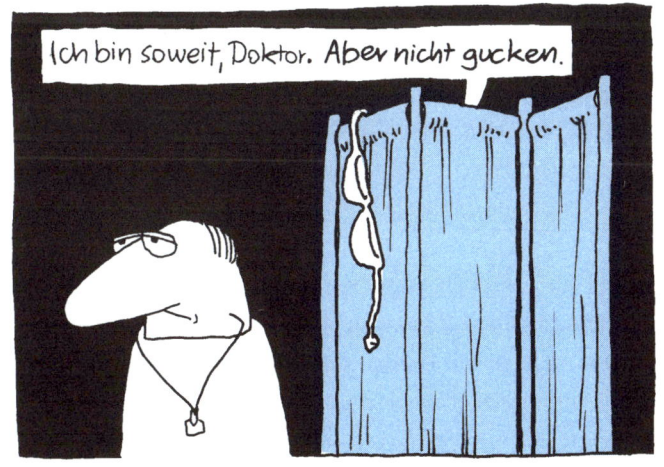

Die körperliche Untersuchung bedeutet bisweilen eine Vorstellung der besonderen Art. Gern geboten wird eine Odyssee durch die Welt der Strümpfe und Unterwäsche. Erinnerungen an die Studienzeit werden wach, etwa an die Vorlesung über den Geruchssinn und die rund dreitausend wahrnehmbaren Düfte.

Odyssee durch Strümpfe und Schlüpfer

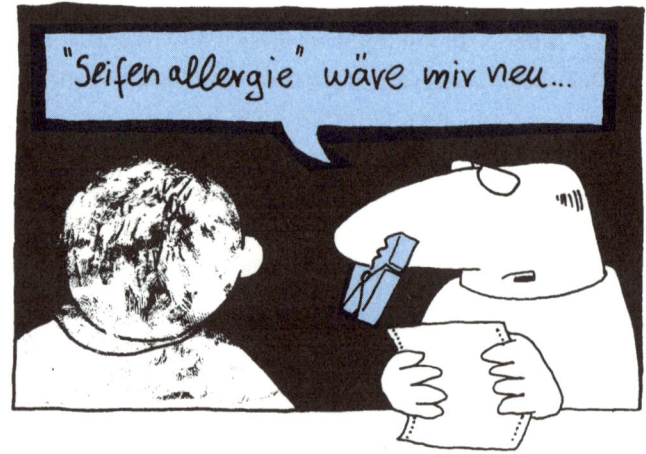

Bisweilen mit Erstaunen stellt selbst der altgediente Medicus fest, wieviele Kleidungsstücke sich ein Mensch überhaupt auf die Haut drapieren kann. Noch nicht ausreichend erforscht ist der Erfahrungswert, daß die Zahl der Kleidungsstücke parallel zum Lebensalter steigt. Davon stand natürlich nichts im Lehrbuch.

Zahl der Kleidungsstücke steigt mit den Jahren

Einmal An- und Ausziehen kann also alles in allem schon mal zehn Minuten und mehr in Anspruch nehmen. Da bleibt dem Arzt ausreichend Zeit, zwischendurch noch schnell nebenan ein Leben zu retten – was auch die Tatsache erklärt, warum die meisten Arztpraxen über mehrere Sprechzimmer verfügen.

Zwischendurch ein Leben retten

Der erste Eindruck

Anders als im richtigen Leben bleibt in der Medizin der erste Eindruck oft nicht entscheidend. Krankheitszeichen unterliegen oft einem ständigen Wandel, je nach Tagesform. Das Auftreten und das Erscheinungsbild eines Patienten variiert entsprechend. Zudem spielen unterschiedliche Mentalitäten und Kulturen hier eine große Rolle. Einerseits läßt sich Künstlerin Fiebig bei grippalem Infekt von zwei Artgenossen mit großer Geste ins Sprechzimmer geleiten. Andererseits geht Bauer Heinrich kaum zum Arzt, bevor er nicht den Kopf unterm Arm trägt.

Der erste Eindruck kann lediglich der Startpunkt für ein Gesamtbild sein, das sich immer weiter ausdifferenziert. Kennen Arzt und Patient einander schon seit Jahren, fallen dem kundigen Mann im weißen Kittel natürlich auch feine Veränderungen seines altbekannten Kunden auf.

Erster Eindruck von kurzer Dauer

Erste Informationen über das seelische Befinden übermittelt bereits der Händedruck zur Begrüßung: Ist er lasch und unsicher, gar zögerlich, oder aber fest und forsch, klar und selbstsicher? Statur, Körperhaltung, Bewegungsabläufe, Gesicht und Mimik zeichnen weiter das Bild. Und der Arzt ahnt schon, was ihm blüht.

Spricht Bände: der Händedruck

65

Von Kopf bis Fuß: Die Leiden der Menschen

Neben seinen normalen fünf Sinnen braucht ein Hausarzt simples Handwerkszeug. Zu den wichtigsten Utensilien gehören ein Bandmaß für die Messung des Umfanges der Brust oder der Waden, ein Blutdruckmessgerät und diverse Lämpchen, um in den Hals oder die Augen zu schauen, Holzspatel für das „Sagen-Sie-mal-AAAA", Stethoskop zum Abhorchen und ein Reflexhammer. Zahnrädchen und Pinselchen dienen zur Untersuchung des Nervensystems und schließlich dürfen auch Gummihandschuhe für die wichtige Ertastung des Darmausganges und der männlichen Vorsteherdrüse nicht fehlen.

Die ärztliche Werkzeugkiste

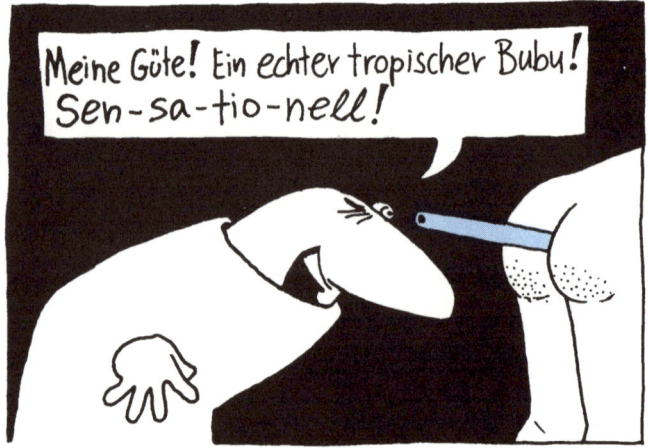

Vor allem aber braucht er Routine. Denn es ist eine überschaubare Zahl von Leiden, die die große Mehrheit der Patienten in die Sprechstunden führt. Selten nur trifft der Doktor auf ein exotisches Gebrechen.

Wenig Exotik in der Praxis

Der Kopf und wenn er weh tut

Wer unter Euch, der den Kopfschmerz nicht kennt. So gehören Kopfschmerzen - unter Medizinern ohne tiefere Botschaft auch gern „Cephalgien" genannt - zu den häufigsten Anlässen für einen Besuch in einer Arztpraxis. In vielen Fällen fragt sich der vernünftige Mensch und Arzt allerdings: Was sucht der wegen der Kopfschmerzen beim Arzt, meistens gehen sie auch so wieder weg. Aber der vernünftige Geschäftsmann im Arzt freut sich natürlich über einen leicht verdienten Krankenschein.

Kommt oft: der Brummschädel

Extreme oder gar wiederkehrende Kopfschmerzen indes rechtfertigen einen Arztbesuch. Ursachen für diese zumeist harmlose, aber überaus lästige Plage sind zahllos - zumindest ist es noch niemandem gelungen, eine vollständige Liste aufzustellen. Angefangen bei so profanen Auslösern wie dem klassischen Kater (unter Medizinern könnte man das auch als „Zustand nach Alkoholmißbrauch" verklausulieren und noch ins Lateinische übersetzen), harmlosen Erkältungskrankheiten, Streß und verspannten Nackenmuskeln bis hin zu ernsthaften Erkrankungen. Die wahre Kunst des Arztes liegt darin, Harmloses von Ernstem zu unterscheiden - und da braucht es neben Wissen auch eine Menge Erfahrung und Intuition.

Tausend Ursachen für Kopfschmerzen

Wo also soll ein Arzt beginnen, der mit der einfachen Beschwerde „Ich habe Kopfschmerzen" konfrontiert wird? Also muß ihm der geplagte Patient weiterhelfen, mit möglichst präzisen Hinweisen zu den wichtigen W's: Wann, Wo genau, Wie lange, Wodurch, Was lindert und Was passiert sonst noch?

Diagnose durch Intuition

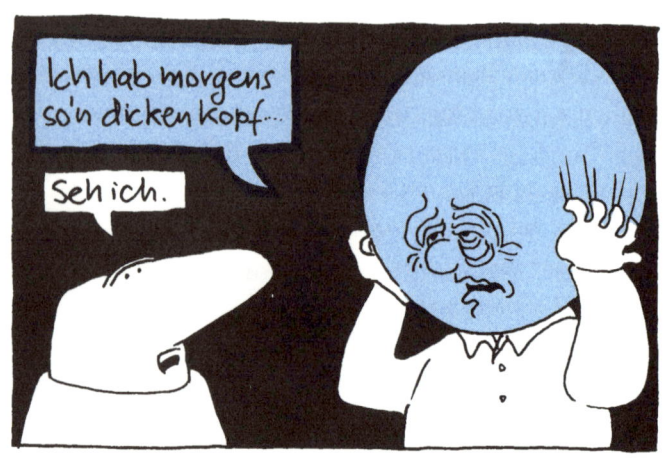

Einseitiger Kopfschmerz, verbunden mit Übelkeit, Flimmern vor den Augen und Lichtempfindlichkeit klingt verdächtig nach Migräne, einer besonderen Form des Kopfschmerzes. Morgendliche Schmerzen am Hinterkopf dagegen weisen auf möglichen Bluthochdruck hin und Druck über den Augen nach langem Lesen kann mit übermüdeter Augenmuskulatur bei Kurz- oder Weitsichtigkeit zusammenhängen. Nahezu endlos ließe sich diese Liste fortführen.

Wer wie was, wieso weshalb warum...

Daß sich die Ursachen fortwährender Kopfschmerzen nur schwer ermitteln lassen, davon können viele Betroffene ein Lied singen, nachdem sie Jahr und Tag von Wartezimmer zu Wartezimmer pilgern. Führen die einfachen Untersuchungen nicht zu einem Ergebnis, muß ein Spezialist 'ran. Derart schwierige Fälle sieht der ordentliche Hausarzt deshalb lieber in der Klinik.

Kopfschmerz- Ursachen kaum zu ermitteln

Aug' in Auge

O phtalmologen" nennen sich die Fachärzte für Augenheilkunde. Das zeigt, daß es sich bei den Augen um ein kompliziertes Wunderwerk handeln muß. Mit einfacheren Angelegenheiten wie zum Beispiel einer Bindehautentzündung kommt indes auch der Hausarzt zurecht. Sogar das bekannte Gerstenkorn ist nichts weiter als eine Entzündung von Liddrüsen, die meist von selbst abheilt oder sich mit Antibiotika vertreiben läßt.

Oft geben aber auch die Augen dem Hausarzt erste Hinweise auf mögliche Erkrankungen anderer Körperregionen. So entsteht eine Gelbfärbung des Augapfels nicht etwa nach dem Genuß eines Curry-Gerichtes, sondern vornehmlich bei Leber- oder Gallenerkrankungen. Und ein Blick auf die Bindehaut kann manchmal die Diagnose einer Blutarmut auf den Weg bringen.

Hinweise auf entfernte Krankheiten

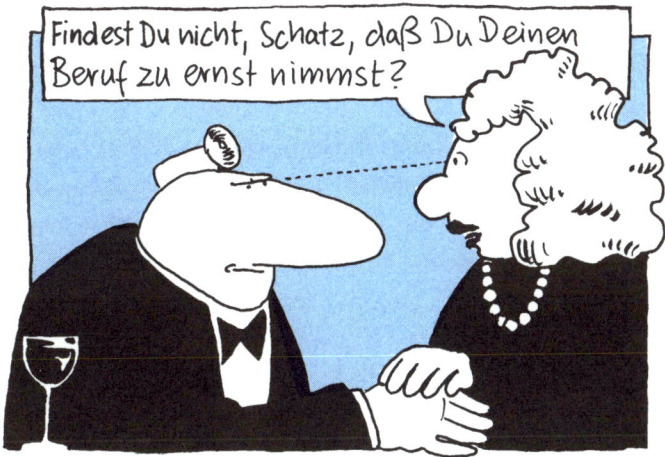

Mehr macht die Untersuchung des Augenhintergrundes her, die einzelne Allgemeinärzte anbieten. Durch eine verstellbare Linse – das Gerät sieht übrigens aus wie eine zu klein geratene Kelle der Verkehrspolizei – schaut der Arzt durch den Augapfel direkt auf die Netzhaut. Für den Hausarzt sind allerdings die Blutgefäße der Netzhaut von besonderer Bedeutung. Zuckerkrankheit und Bluthochdruck zeigen sich dort durch leicht erkennbare Veränderungen. In beiden Fällen weiß dann der Arzt, daß er Kunden fürs Leben gewonnen hat.

Anspruchsvoll: Untersuchung der Netzhaut

Hälse, Nasen und Ohren

Um einem Mißverständnis vorzubeugen: einen Ohrologen gibt es nicht. Er heißt allenfalls Urologe und interessiert sich dann nur für Harnwege und Nieren. Der Hals-Nasen-Ohrenarzt, griffig „HNO-Arzt" genannt, darf dagegen wie auch der Hausarzt an den Ohren ziehen. Er tut dann nur seine Pflicht: Mit dem Otoskop, sprich Ohrenlampe, will er einen Blick auf das Trommelfell werfen. Doch der äußere Gehörgang verläuft leicht geschwungen; eine clevere Einrichtung des Körpers zum Schutz vor Schäden von außen, die allerdings den direkten Blick verhindert. Werden nun die Ohren ein wenig langgezogen, biegt sich der Gehörgang gerade und schon schaut der Arzt geradewegs aufs Trommelfell.

Darf die Ohren lang ziehen: der HNO-Arzt

Im Winter schlägt das Herz von Haus- und HNO-Ärzten höher: Dann gehört der Blick in schmerzende Ohren zum Standardprogramm: Eine Mittelohrentzündung zeigt sich leicht durch ein gerötetes Trommelfell oder durch Flüssigkeit, die sich im Mittelohrraum gebildet hat und nun durch

Winterzeit ist HNO-Hochsaison

das Trommelfell scheint oder es gar vorwölbt. Kein Wunder, daß Schmerzen hier zum Krankheitsbild gehören und obendrein Ohrgeräusche wie Pfeifen und Rauschen auftreten können. Spätestens bei diesen Symptomen macht sich ein guter Patient auf den Weg zu einem Arzt, denn die Ohren können es verdammt übel nehmen, wenn man sie vernachlässigt.

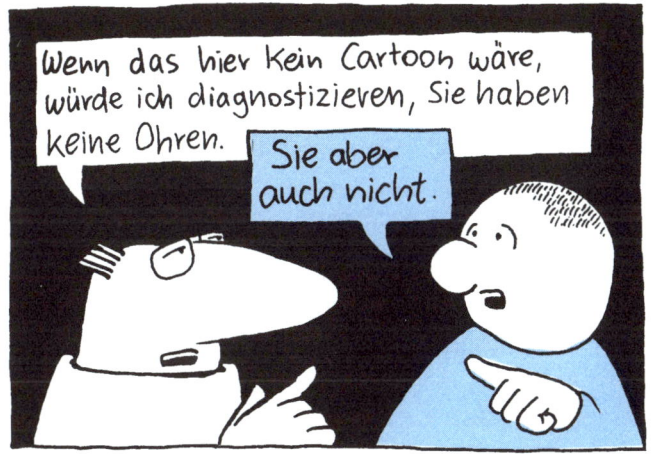

Das bisweilen deutliche Knack-Geräusch in den Ohren ist dagegen harmlos. Es tritt auf, wenn die sich bei Erkältungsinfekten oft zugeschwollene Verbindung von Rachenraum zum Mittelohr – Eustachische Röhre genannt – wieder öffnet.

Apropos kalte Jahreszeiten: Sie führt den Ärzten reichlich Kundschaft zu. Husten, Schnupfen und Konsorten legen Jahr für Jahr die Diagnose „Grippaler Infekt" nahe. Verursacht werden diese Infekte durch mehr oder weniger harmlose, für Ärzte gleichwohl nützliche Erkältungsviren. In zahl-

Pfeifen, Rauschen, Knacken: nicht Mittelwelle sondern Mittelohr-Entzündung

reichen Variationen und immer neuen Verkleidungen ihrer Hülle schleichen sie sich über die Schleimhäute von Hals, Nasen-Rachenraum (genannt „die oberen Luftwege") und Bronchien (genannt „die unteren Luftwege") ein. Diesen ersten Kampf mit den unsichtbaren Eindringlingen nimmt der Mensch als Fieber wahr. Eine generelle Therapie gibt es nicht. Gegen Fieber und Kopf- und Gliederschmerzen helfen ASS oder Paracetamol sowie ausreichend Flüssigkeit, um den Körper bei seiner Auseinandersetzung mit den Eindringlingen zu unterstützen.

Alle Jahre wieder: Husten, Schnupfen, Heiserkeit

Als Begleitsymptome gehen bereits mit eigentlich harmlosen Erkältungen, so zeigt die Praxiserfahrung, akute Arbeitsunlust und der Wunsch nach Krankschreibung einher. Als Massenphänomen kann dies auch einem Arzt nicht recht sein. Schließlich nimmt auf Dauer die Volkswirtschaft daran Schaden – und mit ihr auf lange Sicht auch das ärztliche Honorar. Und überhaupt: Als kleiner Selbständiger muß er sich schließlich auch tagein tagaus abrackern. Und niemand schreibt ihn krank.

Krank dank grippalem Infekt

Riskanter Blick in den Schlund

Bei einer Erkältung beginnt das ärztliche Untersuchungsprogramm meist mit einem tiefen Blick in den Mund. Mit „Sagen Sie mal AAA!" will der Doc keineswegs die Stimme seines Patienten testen. Vielmehr muß schon wieder ein kleiner Trick herhalten und für bessere Sicht sorgen, denn durch diese Aktion hebt sich der hintere Teil des Gaumens und gibt den Blick auf die Rachenhinterwand und die Mandeln frei, sofern noch vorhanden.

Bei dieser risikoreichen Untersuchung geht ein erfahrener Arzt rechtzeitig in Hab-Acht-Stellung, denn nach dieser Provokation des hinteren Rachens zeigt sich bisweilen ganz spontan ein Schwall materialisierter Übelkeit.

Bleibt dies allen Beteiligten erspart, zeigen die Mandeln ihr wahres Gesicht: Bei Erkältungen sind sie oft gerötet, bei echten Mandelentzündungen dagegen vergrößert, meist mit ein wenig Eiter auf der Oberfläche. Der Arzt muß jetzt die manchmal recht schwierige Frage beantworten, ob es sich hierbei noch um eine Viruserkrankung handelt oder ob Bakterien im Spiel sind; immer wieder gern dabei sind zum Beispiel die Scharlacherreger.

Gegen Viren helfen keine Pillen

Während gegen Viren keine Pillen helfen, läßt sich den Bakterien mit Antibiotika, zum Beispiel Penicillin, Paroli bieten.

Gegen die lästigen Halsschmerzen wappnet man sich mit schmerzstillenden Lutschpastillen aus der Apotheke, einem wärmenden Halstuch und ein wenig Geduld.

Viren und Bakterien

Viren sind winzig kleine, nur unter dem Elektronenmikroskop sichtbare Teilchen mit einem Durchmesser von nur etwa 100 Millionstel Millimeter. Handikap des Virus und zugleich Ursache aller Viruserkrankungen beim Menschen ist die Tatsache, daß sich das arme Ding nicht selbst vermehren kann. Wie ein Parasit übernimmt das Virus das Kommando in der befallenen Zelle und läßt von dieser Leihmutter fleißig neue Viren produzieren. Die wiederum befallen andere Zellen und so weiter. Der angegriffene Körper wehrt sich aber nach Leibeskräften. Die Abwehr des Körpers zeigt sich als Fieber.

Die Krankheitssymptome bessern sich meist innerhalb weniger Tage, da diese Art Viren nur sehr kurz im Körper überleben kann. Die Arbeitgeber wissen, daß dieser Prozeß Jahr für Jahr zu milliardenschwerem Arbeitsausfall führt. Doch die Viren können nicht anders: Um das Überleben ihrer Nachkommen zu sichern, müssen sie dafür sorgen, daß sie möglichst bald einen neuen Körper befallen und so die Erkältungswelle permanent ingang halten.

Ganz anders die Bakterien: Sie haben einen eigenen Stoffwechsel und produzieren über die Zellteilung ihre Nachkommen selbst. Sie suchen insbesondere Nistplätze, wo sie sich ernähren und fortpflanzen können (und stehen deshalb den Menschen erheblich näher als die Viren).

Antibiotika wie Penicillin und deren verwandte Stoffe greifen in den Stoffwechsel der Bakterien ein und vernichten sie so. Gegen Viren ist noch kein künstliches Kraut gewachsen.

Der Atmungsapparat: Bazillen-Einfallstor

Im Brustkorb findet sich das einzige Organsystem des Menschen, das ein Leben lang Sekunde um Sekunde intensiven Austausch mit seiner Umgebung pflegt: Die Lunge mit ihrem fein verästelten Bronchialsystem. Allerdings gerät neben dem lebenswichtigen Luftsauerstoff mit jedem Atemzug auch eine unüberschaubare Zahl von Krankheitserregern und Schadstoffen in dieses System von Luftröhrenverzweigungen und Lungenbläschen. Entsprechend viel Kundschaft führt dieses Phänomen in die Arztpraxen.

Bronchien täglich attackiert

Zwar wehrt ein gesunder Erdenbürger die meisten dieser Attacken auf sein Bronchialsystem problemlos ab, doch dieser Prozeß geht meist mit Husten einher. Das Standardprogramm beim Arzt schreibt deshalb das Abhorchen und Abklopfen des Brustraumes vor, von Profis auch „Auskultieren und Perkutieren" genannt. Ein gesundes, infektfreies Bronchialsystem leitet den Klang ein- und ausströmender Luft ohne weitere Nebengeräusche über die Wand des Brustkorbes an das ärztliche Stethoskop weiter.

Erkältet? der Ton macht die Diagnose

Im Fall einer Erkältung dagegen sorgt das Übermaß an Schleim in den Bronchien für ein buntes Bild an Rasselgeräuschen. Zusätzliche, optische Informationen steuern die materiellen Ergebnisse des Hustens bei: Eine schlichte Virusinfektion offenbart sich durch einen zarten Grünton des Schleimes; sind Bakterien beteiligt, zeigen sie sich dem kundigen Betrachter durch die gelbe Farbe.

Farbige Hinweise auf Viren und Bakterien

Das Gefühl, wirklich gebraucht zu werden, keimt im Arzt auf, wenn er feststellt, daß sich zu einer virenbedingten Bronchitis eine sogenannte bakterielle Zweitinfektion gesellt hat und womöglich noch Fieber besteht. Bei einigen Patienten muß der Doktor mit Hilfe seines Röntgenapparates prüfen, ob eine Lungenentzündung im Anmarsch ist.

Bakterielle Zweitinfektion bringt Arzte auf Trab

Besonders hartnäckig halten sich Infekte der oberen Atemwege und Bronchialasthma bei Zeitgenossen, die es noch nicht begriffen haben, obwohl sogar die – auch von der Tabaksteuer bezahlten – EG-Gesundheitsminister auf der Zigarettenschachtel darauf hinweisen: Tabakrauch schädigt die Gesundheit. Unter anderem wegen der gestörten Reinigungsfunktion und permanenten Reizung der Atemwege. Und nicht allein sich selbst schädigen die unerbittlichen Raucher, sondern obendrein ihre Mitmenschen. Besonders unverständlich ist die Kombination von asthmakranken Kindern und vollen Aschenbechern im Wohnzimmer, die Haus- wie Notärzte aus der Fassung bringt.

Thema Rauchen macht Arzte müde

Doch viele Ärzte fühlen sich beim Thema „Rauchen" furchtbar müde: Abertausende Mal schon hat Dr. med. Don Quichote seine Patienten in weitschweifenden, fruchtlosen und unbezahlten Diskussionen vor diesem Laster gewarnt. Bleibt ihm der Trost, daß es ohne den Tabak sicherlich nur halb so viele Bronchitis-Kunden gäbe.

Das Herz: Poesie und Infarkt

Eigentlich ist das Herz lediglich ein etwa faustgroßer Hohlmuskel im Brustkorb auf der linken Seite. Doch es hat nicht nur seit Jahrhunderten die Poeten inspiriert, sondern führt auch Tag für Tag viele Menschen in die Arztpraxen und Krankenhäuser. So nimmermüde dieses robuste Marathon-Organ auch arbeitet; seine Bedeutung sichert ihm viel Aufmerksamkeit und gibt Anlaß für zahlreiche Arztbesuche, zumal auch gern seelische Probleme auf diese Pumpe projiziert werden.

> Füllt Praxen und Poesiealben: das Herz

Schon der Herzton zeigt, daß das Pumpen des Herzens eine aufwendige Angelegenheit ist: So lassen sich mit Hilfe des Stethoskops bei jedem Herzschlag zwei charakteristische Geräusche wahrnehmen: Ziehen sich die Herzkammern zusammen, ertönt ein dumpfer Ton, der erste Herzton. Schließen sich die Klappen der Hauptschlagader und der Lungenschlagader, damit das frisch gepumpte Blut nicht wieder zurückfließt, klingt der zweite Herzton. Öffnen oder schließen diese Ventile nicht einwandfrei, entstehen im Takt des Herzschlages Nebengeräusche etwa der Art, als würde man einen laufenden Wasserhahn mit dem Finger teilweise zuhalten.

> Tatsächlich: zwei Herztöne

Die rhythmischen Schläge des Herzens werden durch zarte elektrische Impulse ausgelöst. Eine Glühbirne können diese elektrischen Ströme sicher nicht leuchten lassen, doch ein teurer Apparat – der Elektrokardiograph, kurz EKG, vermag sie aufzuzeichnen. Mit solch einer Maschine samt ihrer vielen Kabel und Monitore flößt der Arzt nicht nur Respekt

> Aufregend: Herzströme messen

ein, sondern prüft auch die Steuerung des Herzens: Das EKG eines Gesunden zeigt ein rhythmisches Bild mit genau definierten Wellen und Zacken. Veränderungen in diesem Bild können viele Ursachen haben. Gelegentlich leidet der arme Patient tatsächlich an Herzrhythmusstörungen oder anderen Problemen rund um die Pumpe. Manchmal ist aber auch nur das teure Gerät kaputt.

EKG auch ohne Arzt

Einen großen Vorteil hat so ein EKG-Gerät: Es funktioniert auch ohne den Arzt. Während seine Helferinnen das Geld damit verdienen, kann er sich schon dem nächsten Patienten widmen.

Parfüm kann EKG verfälschen

Doch auch wer das normale EKG mit Prädikat absolviert, hat noch lange nicht seine Gesundheit bewiesen. Es gibt schließlich noch das sogenannte Belastungs-EKG: Dazu muß der Kandidat auf einem festgeschraubten Trimmrad ackern, während das EKG seinem Herzen unter dieser körperlichen Belastung zuschaut. Treten schon vor der Abfahrt Anomalien auf, könnte es vielleicht am Parfüm der Sprechstundenhilfe oder dem Rasierwasser des Assistenzarztes liegen.

Seit einigen Jahren gibt es computergesteuerte EKG-Geräte, die nicht nur die Herzströme aufzeichnen, sondern sogar die Kurven deuten und die Diagnose samt Therapievorschlag ausspucken. Dennoch: Bis zum ersten Arztroboter ist es noch ein weiter Weg.

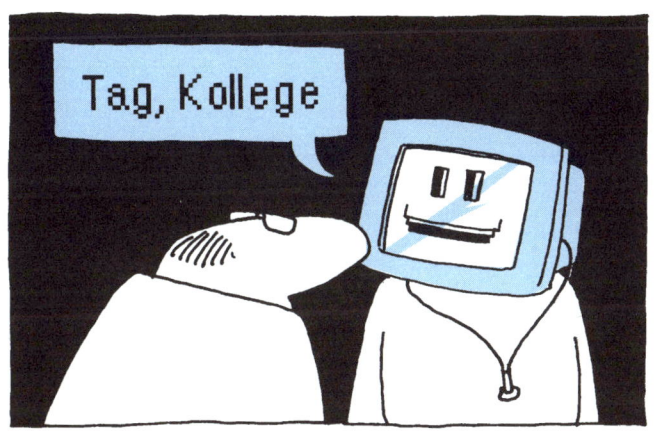

Der Kreislauf: macht Druck

Sie rauchen, trinken, sind keine 20 mehr? Haben Streß? Das eine oder andere Grämmchen zuviel für ihre Größe? Tja, noch ein Kandidat für Bluthochdruck („Hypertonie") und ein Garant für langfristig regelmäßige Arztbesuche.

Viele Laster machen Hochdruck

Gemessen wird der Blutdruck allen Ernstes in Millimetern – in Millimeter Quecksilbersäule: Je stärker der Druck, desto höher wird das flüssige Metall Quecksilber im Meßgerät gedrückt. Ein Wert reicht nicht aus, erst zwei Zahlen beschreiben den Blutdruck: die erste zeigt den Druck des Blutes beim Zusammenziehen des Herzens („systolischer Wert"), die zweite bei der Erschlaffung („diastolischer Wert"). „120 zu 80" lautet der Bilderbuchwert für den Blutdruck. Mit dem Alter darf der Druck aber gern ein wenig steigen und gilt dann immer noch als normal.

Zwei Zahlen zeigen den Blutdruck

Der Blutdruck: Normalwerte

15 – 30 Jahre: 120 zu 75 bis 125 zu 80

30 – 40 Jahre: 125 zu 80 bis 135 zu 85

40 – 60 Jahre: 135 zu 85 bis 150 zu 95

über 60 Jahre: 140 zu 90 bis 160 zu 100

Doch halt, nicht jeder gemessene Wert über der Norm bekommt gleich den Stempel „Bluthochdruck" verpaßt. Ein Anstieg des Blutdruckes bei körperlicher Anstrengung ist völlig normal, zum Beispiel, wenn der Patient gerade erst die zwei Treppen zur Praxis erklommen hat. Ebenso wenn Schmerzen den Patienten plagen, er ängstlich oder aufgeregt ist. Erst wiederholte Messungen von erhöhten Blutdruckwerten in ausgeruhtem Zustand liefern eine zuverlässige Basis für die Diagnose Bluthochdruck.

Vorübergehend darf der Druck steigen

Die Suche nach den Ursachen gerät oft frustrierend. Gar nicht so selten ist der sogenannte „iatrogene Bluthochdruck". Das heißt, der Blutdruck steigt (vor Aufregung) sobald der „Iatros" (der Arzt) den Blutdruck messen will.

Wenn der Arzt (Blut-)Druck macht

In 80 Prozent der Hochdruck-Fälle liegt der sogenannte essentielle Bluthochdruck vor. „Essentiell" bedeutet, daß der Arzt keine Ahnung hat, woher das kommt und es wahrscheinlich auch nie herausbekommen wird.

Für die Arztpraxis ist so ein Blutdruck ein wahrer Segen, denn der arme Hypertoniker zählt fortan zu den regelmäßigen Kunden. Der Arzt verbietet seinem Hochdruck-Patienten erst einmal Streß, Zigaretten, Alkohol, Kaffee und Kochsalz. Außerdem heißt es abspecken. Wenn das nicht hilft, gibt es Medikamente.

Hier macht sich ein Arzt oft Sorgen. Ihn quält die Frage, ob sein Patient die Pillen auch tatsächlich schluckt. Schließlich leiden die meisten Bluthochdruck-Patienten keine körperlichen Beschwerden. Und wenn das Leiden nicht direkt kneift, werden die Pillen gern vergessen. Der Doc darf dann nicht einmal zu sehr schimpfen, sonst verliert er einen Kunden.

Ursache unbekannt, Verbotsliste lang

Gern vergessen: Blutdruck-Pillen

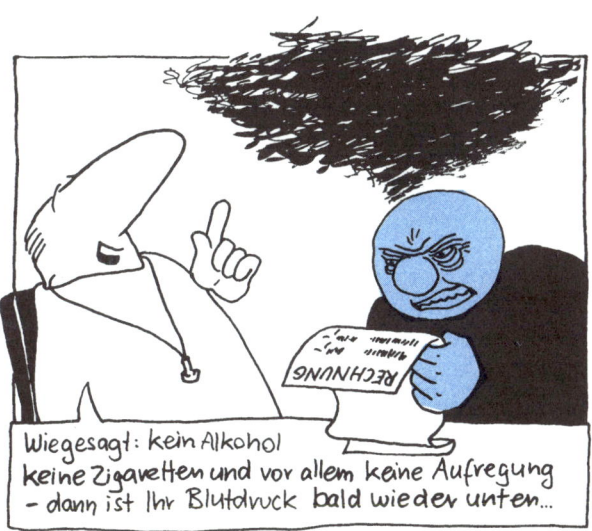

Wiegesagt: kein Alkohol keine Zigaretten und vor allem keine Aufregung – dann ist Ihr Blutdruck bald wieder unten...

Anders sieht es beim niedrigen Blutdruck aus, der „Hypotonie". Schlappheit und Schwindel, insbesondere beim Aufstehen, sind die typischen Symptome, von denen speziell Jugendliche und große schlanke Personen ein Lied singen können. Zwar ist er lästig, der niedrige Blutdruck, aber harmlos und man kann damit hundert Jahre alt werden. Ein paar kluge Ratschläge genügen vollauf: abwechselnd kalt und heiß duschen, eine Tasse Kaffee mehr, ein Glas Sekt am Morgen oder gar Sport treiben.

Müd' und schlapp? Sekt trinken

Welche Kapriolen der Kreislauf sonst noch schlagen kann, zeigt sich, wenn ein Patient während des Blutabnehmens plötzlich ohnmächtig wird. Der Vorgang dauert nur wenige Sekunden, ist harmlos und könnte selbst Supermann passieren, sofern er entsprechend veranlagt wäre. Wer sich schon kennt, begibt sich beim nächsten Blutabnehmen lieber gleich in die Horizontale.

Kleine Kreislauf-Kapriolen

Der Bauch: durch dick und dünn

Liebe geht durch den Magen. Und auf jeden Fall auch das Essen. Wenn's ein bißchen mehr sein darf, setzt es an. Den Hinweis: „Ich hab's mit den Drüsen" pariert der gereifte Arzt lediglich im Geiste mit: „Nein, mit dem Fressen!". Bei „Ich ess' doch wirklich nichts, Herr Doktor!" fragt er sich allerdings, warum ein medizinisches Wunder gerade seine Praxis aufsuchen sollte.

„Ich hab's mit den Drüsen!"

Natürlich gibt es richtige Krankheiten, die zu Übergewicht führen. Doch sie sind selten. Dennoch sieht ein Arzt gern solch einen Sumo-Ringer-Kandidaten in der Sprechstunde, denn Übergewicht – gleich welcher Ursache – führt zu vielen Gesundheitsproblemen. Hier bietet sich die Gelegenheit zu wahrer ärztlicher Überzeugungsarbeit und zu gemeinsamem Jubel von Arzt und Patient über jedes verlorene Pfund.

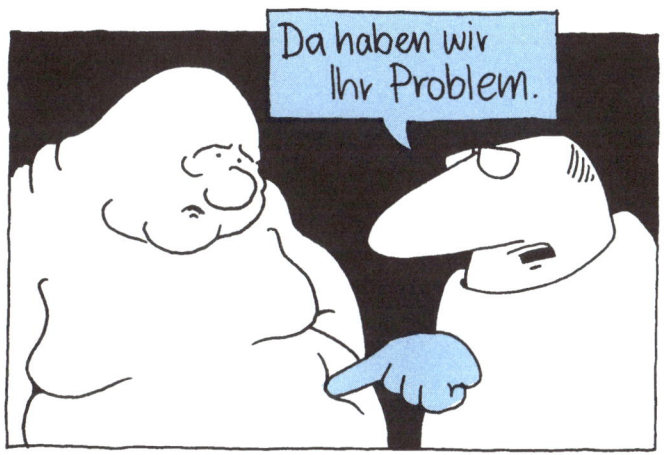

Klagt indes ein gewichtiger Patient über Bauchweh, darf der Doktor etwas für seine eigene körperliche Ertüchtigung tun und sich mit voller Kraft in die Bauchdecken stemmen, um so die einzelnen Organe zu ertasten. Damit nicht genug, hier läßt sich mancherlei gutbezahlte Untersuchung anstellen, zum Beispiel mit dem Ultraschall-Gerät, das beileibe nicht nur in schwangeren Bäuchen sondiert.

Gibt viel her: ein dicker Bauch

Die Mehrzahl der Patienten, die ihren Arzt wegen Bauchbeschwerden aufsuchen, kann glücklicherweise beruhigt werden. So ein kompliziertes Gebilde wie der Magen-Darm-Trakt, der wiederum mit allen anderen Bauchorganen irgendwie in Verbindung steht, kann schon mal harmlose Störungen zeigen. Häufig sind es Virusinfekte, die Übelkeit,

Magen-Darm-Trakt hat viele Verbindungen

Magenkrämpfe und Durchfall verursachen. Aus TV-Serien bekannte Szenen, in denen schreckensbleiche Weißkittel die gemeinsten Diagnosen stellen, gehören beileibe nicht zum Alltag eines wirklichen Arztes.

Der Rücken: das Kreuz der Nation

Das Kreuz mit dem Kreuz verursacht mehr als alle anderen Gebrechen Krankheitstage und Frührenten: Kaum ein Erwachsener, der noch nie von einem Hexenschuß oder Schlimmerem heimgesucht wurde. Der immense volkswirtschaftliche Schaden trifft wohl alle Branchen außer der Ärzteschaft, die dadurch Kunden gewinnt.

Teure Plage: Rückenschmerzen

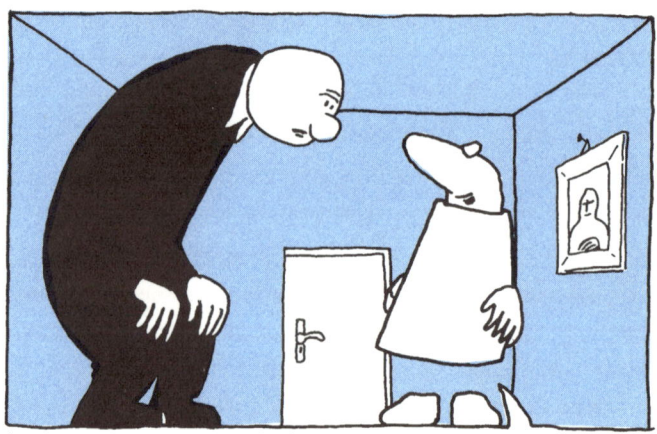

Kommen Sie wegen Rücken- oder Kopfschmerzen?

Bei Rückenproblemen zählt das ganze lange Elend, nicht allein von Hals bis Hintern, sondern wirklich von Kopf bis Fuß. Schließlich können Schwierigkeiten in den Kopfgelenken auch einmal zu Problemen in der Hüfte führen. Und umgekehrt. Deshalb reicht eine orthopädische Untersuchung von Kopf bis Fuß, samt Prüfung von Nerven, Muskeln und Bändern.

Das Übel „Rückenschmerzen" hat oft uralte Wurzeln: Der Mensch ist nicht für den aufrechten Gang geschaffen. Das zeigen die häufigen Rückenprobleme der Zweibeiner und außerdem die Körperhaltung mancher Mitarbeiter in mittleren Hierarchiestufen. Das Rückgrat ist eigentlich für Vierbeiner optimiert. Der senkrechte Gang dagegen, zumal gepaart mit falscher Technik beim Heben oder langem Sitzen vor dem Fernsehgerät, überfordert die Konstruktion der Wirbelsäule.

Aufrechter Gang ist eigentlich nichts für Menschen

Gerät wegen unsachgemäßer Belastung ein Federelement zwischen den einzelnen Wirbeln (Bandscheibe) außer sich und drückt auf einen der dort zahlreich verlaufenden Nerven, ist bisweilen der ganze Mensch mattgesetzt. Die Therapie lautet dann oft: ab unters Messer.

Doch leider führen bei weitem nicht alle Bandscheiben-Operationen zum Erfolg. Im Gegenteil: In fünf bis 20 Prozent der Fälle leidet der Patient nachher mehr Schmerzen als vorher. Und zu den Mysterien der Medizin gehört die Tatsache, daß – statistisch – die Ärzte ihren Patienten gern empfehlen, einen Bandscheibenvorfall operieren zu lassen –

Keine Band-
scheiben-
Operation für
Orthopäden

selbst aber davor zurückschrecken: 83 Prozent der Orthopäden geben an, sich keinesfalls unters Messer zu legen, solange der gedrückte Nerv in der Wirbelsäule noch keine Läh-
mungen verursacht. Nun ja, ein Wegweiser geht auch nicht
den Weg, den er weist.

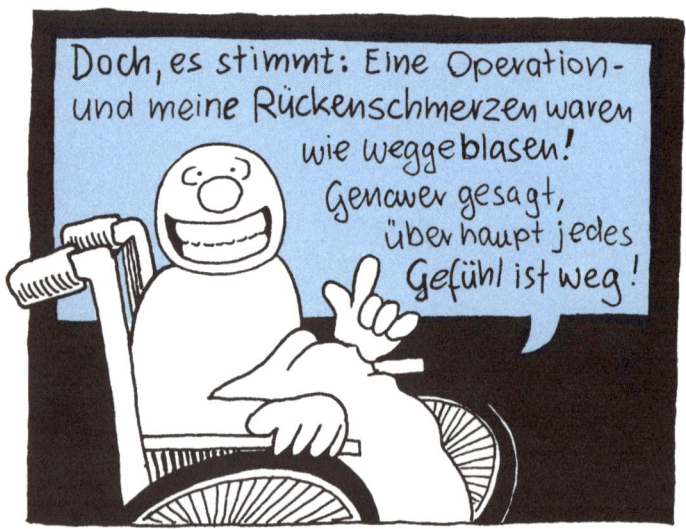

Körper und Seele: Hand in Hand

Schon mal beim Blutabnehmen fast ohnmächtig geworden? Oder so richtig in Grund und Boden geschämt und rot angelaufen? Treiben Angst, Wut, Streß und Ärger auch Ihren Blutdruck in die Höhe? Kein Zweifel, Körper und Seele korrespondieren überaus intensiv.

Das haben die Mediziner bereits um die Jahrhundertwende erkannt, flugs von den alten Griechen die Fachbegriffe „Psyche" (Seele) und „Soma" (Körper) entliehen und die „Psychosomatik" aus der Taufe gehoben. Psychosomatik, das ist die Lehre von dem Zusammenhang zwischen Körper und Seele.

Hand in Hand: Körper und Seele

In den heutigen Sprechstundenalltag ziehen die gar nicht so neuen Erkenntnisse allerdings eher zögerlich ein. Denn hierzulande wird in erster Linie Schulmedizin praktiziert, die ärztliches Handeln auf wissenschaftlich einwandfreie Fakten stellt. Einem Arzt, der Dinge unterläßt – und sei es aus Überzeugung -, die er laut Lehrbuch nicht hätte versäumen dürfen, drohen Kunstfehler-Klagen, die ihn um Haus und Hof bringen könnten. Also bemüht ein sorgsamer Mediziner im Zweifel zahllose Tests und Untersuchungen. In die starren Raster fügt sich die menschliche Seele aber nicht recht ein und steht deshalb bei der Ursachensuche leicht hintan.

Nur zögerlich die Seele wahrgenommen

Trotz alledem: Der Damm ist gebrochen und die Psychosomatik zieht in das Bewußtsein ein. Zum Glück schwingt dabei das Pendel nicht wieder ins andere Extrem: Die psychosomatische Medizin vernachlässigt keineswegs die rein körperlichen Ursachen einer Erkrankung. Wohl aber widmet sie der seelischen Seite die gebührende Auf-

Seele paßt nicht in starre Raster

merksamkeit und verfolgt ihren Einfluß bei der Entstehung, im Verlauf und in der Therapie von Erkrankungen.

Psychosomatische Erkrankungen lassen sich zumeist nicht nach dem schlichten Schema „eine Ursache – eine Pille" behandeln. Meist benötigt der Arzt mehrere Gespräche mit dem Patienten, einerseits um sich selbst Klarheit zu verschaffen, andererseits um auch den Patienten zu überzeugen. Schließlich fällt es so viel leichter, Pillen gegen zu viel Magensäure zu schlucken, als die eigene Konfliktsituation einzugestehen oder gar anzugehen. Dabei kennt eigentlich jeder das gute Gefühl, sich seinen Kummer von der Seele zu reden. Trotzdem gestaltet sich bisweilen der Einstieg in solch ein Gespräch schwierig, denn sobald der Arzt auf psychische Probleme zu sprechen kommt, hört er allzuoft von seinem Patienten: „Ich bin doch nicht verrückt!".

Mancher Patient will Pillen statt Klarheit

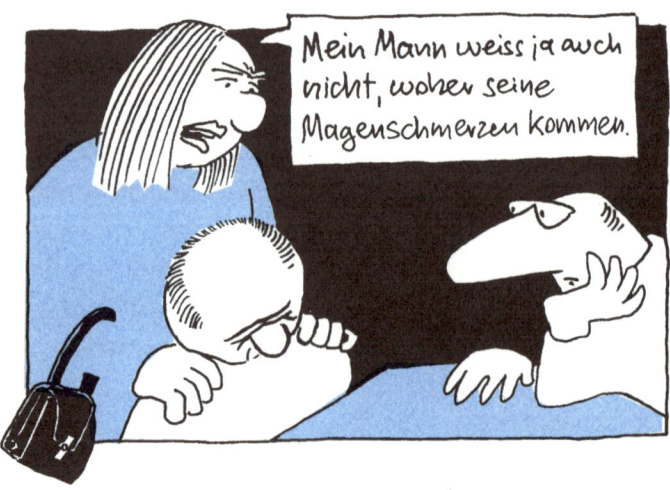

Körper und Umwelt: Armut macht krank, Reichtum auch

Wie die Psyche so beeinflußt auch der Geldbeutel die Gesundheit. Nicht allein, weil mit Geld die bessere Medizin zu kaufen wäre. Eine heftig umstrittene Studie hat am Beispiel Hamburg gezeigt, daß in billigeren Wohngegenden häufiger Babys mit verhängnisvollen Mißbildungen geboren werden – möglicherweise aufgrund von Schadstoffen in der Umwelt aus Auspufftöpfen und Industrieschloten.

Armutszeugnis: Mißbildungen in billigen Wohnvierteln

Doch auch die Reichen trifft es: Kinder aus wohlhabenden Elternhäusern leiden häufiger als andere an der quälenden Neurodermitis, einer Krankheit aus dem Feld der Allergien. Möglicherweise, so spekulieren nun die Forscher, steigt das Allergierisiko, wenn das Immunsystem im Kindesalter wenig gefordert wird. Wer also blitzsauber aufwächst und obendrein nicht im Kindergarten regelmäßigen Bazillenaustausch pflegt, riskiert demnach eine Allergie.

Krankheiten speziell für Reiche

Damit nicht genug: Eine Studie der Universität Mainz aus dem Jahr 1996 zeigt, daß Kinder ohne ein „trainiertes Immunsystem" auch häufiger an Blutkrebs, Leukämie erkranken. Die Krebsforscher sehen dadurch die Vermutung gestützt, daß die Kinderleukämie häufig durch eine Viruserkrankung ausgelöst wird.

Wer seinen Kindern also einen großen Gefallen tun will, der beschützt sie gerade nicht vor einem normalen Maß an Kontakten und Spielen im Schmutz. Der Bazillenaustausch von Anfang an trainiert das Immunsystem und beugt so Schlimmerem vor.

Spielen im Schmutz macht stark

89

Die Grenzen ärztlicher Kunst

Schon erstaunlich, was die Technik heute alles möglich macht: Über Satellit rund um die Welt telefonieren ist Alltag, der Flug zum Mond ein alter Hut. Babys werden in Reagenzgläsern gezeugt und sogar das Herz kann mittlerweile durch eine mechanische Pumpe ersetzt werden. Doch die banale Erkältung dauert mit ärztlicher Hilfe zwei Wochen, ohne Arzt währt sie 14 Tage. Da kann der Patient noch so sehr staunen, kein Arzt der Welt kann mehr tun als die Symptome der Grippe ein wenig zu lindern. Allein das körpereigene Immunsystem wird mit den Viren fertig.

Flug zum Mond: ein alter Hut

Und nicht nur gegen die Grippe bleibt die Medizin machtlos. So läßt sich ein verschlissenes Knie zwar mit Hilfe von Röntgenstrahlen durchleuchten, nicht aber heilen. Ein Meniskus läßt sich zwar entfernen, doch dann schmiert und dämpft nichts mehr die hochbelasteten Scharnierflächen. Der Doktor kann sagen, was kaputt ist, kann versuchen den Schaden zu begrenzen, aber rückgängig machen kann er ihn nicht.

Machtlos gegen Viren und mehr

Und die Medizin hat noch kein Hilfsmittel gegen die gemeine Unvernunft entwickelt; nichts kann bislang die eigene Verantwortung der Menschen ersetzen. Wer jahrzehntelang ein Körpergewicht von 120 Kilo tragen muß, darf sich nicht wundern, wenn seine Knie in die Knie gehen. Ein Kleinwagen steht es auch nicht lange durch, täglich eine Besatzung von zwölf Personen zu kutschieren.

Unersetzlich: die Vernunft

Allein aus betriebswirtschaftlicher Sicht müßte es die Ärzte freuen, daß die Menschen so unvernünftig leben. Würde niemand mehr rauchen, würden alle nur in Maßen den anderen Lastern wie etwa dem Alkohol frönen, sich gar gesund ernähren und maßvoll Sport treiben und obendrein all' das tun, was der Doktor rät, könnten die meisten Ärzte kaum mehr ihre Miete bezahlen.

Unvernunft füllt Arztpraxen

> „Ärzte leben von Dummheit
> und Lastern der Menschen"

Der Unterschied zwischen Heiler und Scharlatan

Um die zahllosen Zipperlein und wirklichen Leiden kümmern sich nicht nur die Ärzte, die das universitäre Training durchlaufen haben. Heilpraktiker arbeiten am Wohle ihrer Klienten ebenso, wie auch eine unbekannte Zahl selbsternannter Heilkundiger unterschiedlichster Couleur.

Viele ernährt das Unwohlsein

Kaum überschaubar ist das weite Feld der Therapieformen unterschiedlichster Herkunft. Das Angebot reicht von Ayurveda, dem traditionellen indischen Gesundheitssystem, bis zur Zelltherapie, bei der den Menschen Extrakte aus tierischen Geweben oder Organen gespritzt werden.

Von Ayurveda bis Zelltherapie

> „Wer heilt, hat recht!"
> Samuel Hahnemann, Begründer der Homöopathie
> (1755 – 1843)

In der überaus bunten Gemeinde der Heiler sind zweifellos zahlreiche kompetente und seriöse Fachleute versammelt. Doch auch eine Schar von Scharlatanen bietet ihre Dienste an, motiviert teils durch Profit, teils durch Ideologie und oft durch eine Kombination von beidem.

Scharlatane in der Schar der Fachleute

Die Unterschiede zwischen Heilern und Scharlatanen

Seriöser Heiler gleich aus welchem Fach:

→ erkundigt sich nach Beschwerden, Lebensumständen und Arbeitsbedingungen

→ fragt, ob bereits eine Diagnose gestellt wurde

→ fragt, ob und wie die Beschwerden bisher behandelt wurden

→ bespricht seine Diagnose mit seinem Patienten

→ erläutert und begründet die Behandlung, die er vorschlägt

→ nennt auch Behandlungsalternativen

→ nennt offen die Grenzen seiner Therapie und verweist, wenn nötig, seinen Patienten an einen anderen (Schul-)Mediziner

→ erstellt einen Behandlungsplan

→ holt die Zustimmung seines Patienten ein, bevor er vom besprochenen Behandlungsplan abweicht

→ bespricht die Finanzierung der Behandlung und eine eventuelle Kostenübernahme durch die Krankenkasse

Geldschneider und Scharlatane:

→ empfehlen schnell eine teure Therapie oder Kur

→ drängen, ihre Therapie sofort zu beginnen

→ zeichnen Horrorszenarien, falls der Patient sich nicht seiner Behandlung unterziehen will

→ bearbeiten ihren Patienten, ohne ihn zu informieren und seine Zustimmung einzuholen

→ gewähren ihrem Patienten keine Zeit zum überlegen

→ behaupten, ihre Mittel / ihre Therapie heile alles und jeden, und sei obendrein absolut risikolos

→ fordern, alle anderen Medikamente abzusetzen

→ legen keinen exakten Behandlungsplan vor

→ bitten um Barzahlung und stellen nur mürrisch eine Quittung aus

→ fordern Vorauszahlungen für eine länger dauernde Behandlung

→ äußern sich abfällig über schulmedizinische Methoden

Fragen an den Medizinmann:

➤ Worin besteht der wesentliche Unterschied dieser Behandlung zur Therapie der Schulmedizin?
➤ Welche Risiken birgt die Behandlung?
➤ Worin zeigt sich, daß sich die Krankheit verschlimmert?
➤ Was tun bei Verschlimmerung?
➤ Kann man diese Behandlung mit schulmedizinischer Behandlung kombinieren?
➤ Was soll mit den bisher eingenommenen Medikamenten geschehen?
➤ Was geschieht mit den Krankenunterlagen und ähnlichem nach Abschluß der Behandlung?

Was steht in einem gesunden Therapieplan?

➤ Ziel der Behandlung
➤ die einzelnen Schritte der Behandlung und ihre Funktion
➤ die voraussichtliche Dauer der Behandlung alle voraussichtlichen Kosten
➤ die Berechnungsgrundlage der Kosten (Gebührenordnung)
➤ die Anteile der Krankenversicherung und die Selbstbeteiligung des Patienten an den Kosten

Wirkungen und Nebenwirkungen: vom Kräutlein zum Cortison

Ganz ohne Arzt und Apotheker verfügen einzelne Tierarten über Heilkunst: Der Instinkt sagt manchem kranken Tier, welche heilenden Kräuter es fressen muß. Die Menschen sind seit langem ein gutes Stück weiter – sie haben Fachleute: Heilkundige wählten sorgsam die Kräutlein aus, die Krankheiten kurieren helfen sollten, ja mischten sogar verschiedene Extrakte für ihre Patienten.

Heilende Instinkte bei Tieren entdeckt

Die Stunde der Pharma-Industrie schlug im Jahr 1843: Der englische Uhrmacher namens William Brockedon nutzte seine Maschine zum Pressen von Bleistiftresten, um Kaliumbikarbonat-Pulver zu Tabletten gegen Sodbrennen und Magenschmerzen zu formen. Der Schritt zur maschinellen Herstellung der Medikamente ließ dann nicht mehr lange auf sich warten.

Uhrmacher formte Pulver zu Pillen

Handgemacht: die Rezeptur-Arzneimittel

Gar nicht froh über den Boom der Massenware waren seinerzeit die Apotheker, denn sie sahen ihre Existenz bedroht. Würden ihre handgefertigten Pillen, Pulver und Oblaten womöglich überflüssig? Wurden sie nicht. Heute verdienen die Apotheker ihren Lebensunterhalt leichter und schneller mit dem Verkauf fertiger Präparate.

Massenware: anfangs von Apothekern nicht geschätzt

Doch während des Pharmaziestudiums büffeln die angehenden Apotheker auch heute noch, wie sie Medikamente selbst anfertigen, etwa anhand eines Rezeptes vom Arzt.

Im Rezept vermerkte einmal der Arzt, wie der Apotheker Pulver oder Paste für diesen Patienten individuell herstellen solle. Die Bezeichnung „Rezept" ist geblieben, obwohl zumeist nur der Name eines fertigen Präparates darauf notiert ist.

Dennoch haben diese Rezeptur-Arzneimittel eine gewisse Bedeutung bewahrt: Anders als industrielle Massenware benötigen sie keine Zulassung durch das Bundesinstitut für Arzneimittel und Medizinprodukte, solange der Apotheker nicht mehr als hundert Einheiten – Tabletten, Pillen, Dragees oder Zäpfchen – pro Tag produziert.

Das normale Zulassungsverfahren für ein neues Medikament zieht sich über Monate und Jahre hin. Dank der Regelung, daß Rezepturarzneien dieses mühselige und teure Verfahren nicht durchlaufen muß, bleibt es überhaupt möglich, daß ein Arzt ein Medikament individuell für einen Patienten zusammensetzt.

Keine langwierige Zulassung für Rezepturarzneien

Doch diese Hintertür wird nicht ausschließlich zu hehren Zwecken genutzt. Zum Beispiel hatte ein Arzt bis 1995 auf diese Weise offenbar lebensgefährliche Diätpillen herstellen und überaus profitabel verkaufen können.

... und fragen Sie Ihren Arzt oder Apotheker

Bei jedem Wehwehchen zum Arzt laufen? Nein Danke! Für das kleine Leiden nebenbei gibt es schließlich altbewährte Hausmittel. Und bei weitem nicht alle Packungen und Präparate in der Apotheke muß der Arzt verschreiben. Ein Gutteil seiner Packungen verkauft ein Apotheker direkt an die Kundschaft, ohne daß ein Arzt mithilft. Diese rezeptfreie Ware nennen Insider „OTC" (Over the counter – direkt über den Tresen).

Ohne Mediziner: Medizin vom Apotheker

Für rezeptfreie Präparate fließen hierzulande jedes Jahr mehr als acht Milliarden Mark über die Tresen der Apotheken, statistisch rund hundert Mark pro Einwohner. (Von dem Ertrag geben die Pharmafirmen knapp eine Milliarde Mark pro Jahr wieder für Arzneimittelwerbung aus.) Den Löwenanteil dieser rezeptfrei verkauften 700 Millionen Medikamentenpackungen stellen Husten- und Erkältungsmittel, Schmerzmittel sowie Präparate für Magen und Verdauung.

Eine Milliarde Mark Pharmawerbung

Rund eine Milliarde Mark pro Jahr geben die Pharmafirmen für Werbung aus. Doch die Reklame beglückt nicht allein die Patienten. Keine Arztpraxis, die nicht täglich von bis zu zehn Vertretern der Pillenindustrie heimgesucht wird. Selbstverständlich preist jede Firma ihr Präparat als das Beste auf dem Markt – und der Arzt weiß manchmal nicht, ob er lachen oder weinen soll. Auf jeden Fall ärgert er sich über die verschwendete Zeit.

Rezeptfreie Medizin hat Vorzüge: Die Patienten müssen nicht wegen jeder Kleinigkeit zum Arzt, lediglich um sich ein Rezept ausstellen zu lassen. Ihnen bleibt viel Zeit erspart, den Krankenkassen (und damit der Allgemeinheit) viel Geld – und den Ärzten so mancher Kunde. Verständlich, daß den Ärzten und ihren Interessenvertretern dieser Markt der freiverkäuflichen Medikamente ein Dorn im Auge ist. Und sie haben sich in der Vergangenheit in Deutschland wacker geschlagen: In anderen Staaten, darunter auch vielen Urlaubsländern, werden Medikamente frei verkauft, die es hierzulande nur auf Rezept gibt: Antibiotika, Antibaby-Pillen und mehr.

Wegen Kleinigkeiten zum Arzt?

Das Argument der Ärzte für eine weitreichende Rezeptpflicht: stark wirksame Medikamente dürfen nicht ohne medizinische Kontrolle an Laien abgegeben werden. Doch wie weit darf die eigene Verantwortung reichen? Alkohol und Zigaretten gibt es an jeder Ecke. Und fast jeder darf nach kurzer Unterrichtung Autos durch Stadt und Land lenken, die mehrere hundert Stundenkilometer schnell rasen können. Das Gaspedal nur einen Augenblick lang falsch dosiert, und schon steht das Leben unbeteiligter Menschen auf dem Spiel. Die TÜV-Prüfer wären steinreich, müßten sich Autofahrer jede Tour (per Rezept) einzeln genehmigen lassen.

Rauchen & Trinken frei, Pille & Antibiotika nicht

Packungsbeilage mit Nebenwirkungen

So ganz ohne Verantwortung kommen die Patienten nicht davon. Schließlich müssen alle Packungen einen Beipackzettel enthalten, auch liebevoll „Waschzettel" genannt. Der Gesetzgeber befiehlt: Diese Zettel müssen die Patienten so informieren, daß sie Wirkung des jeweiligen Präparates einschätzen und richtig anwenden können. Soweit die Theorie.

Grausiger Waschzettel

Die Konsequenzen in der Praxis müssen die Ärzte ausbaden und vor allem ausdiskutieren. Denn so ein Beipackzettel bietet wenig Lesefreude. Sofern der arme Patient nicht zufällig Pharmazie oder Medizin studiert hat, braucht er mindestens ein Fachwörterbuch. Es sei denn, er hat seine Lesebrille nicht dabei, denn die fein ziselierten Buchstaben der eng gedrängten Schrift erfordern einen scharfen Blick.

Hat sich der getreue Patient erst durch die Punkte „Zusammensetzung" (was ist drin?), „Anwendungsgebiete" (wofür oder wogegen soll's helfen?), „Gegenanzeigen" (wann darf es nicht eingesetzt werden? Mit welchen anderen Medikamenten verträgt es sich nicht?) hindurchgeschmökert, gelangt er zur Rubrik „Nebenwirkungen". Hier muß der Hersteller alle noch so seltenen Risiken des Arzneimittels aufführen. Und hier spätestens hört der Spaß auf: *„... können gelegentlich Magen-Darm-Beschwerden, Übelkeit, Erbrechen, Durchfall, Hautausschläge, punktförmige Hautblutungen, Kopfschmerzen und Gelenkschmerzen auftreten. Schwerwiegende Überempfindlichkeitsreaktionen der Haut*

Beängstigend: das Kleingedruckte

wie Stevens-Johnson-Syndrom und Lyell-Syndrom - wobei letztere mit einer hohen Sterblichkeitsrate einhergeht - wurden selten beobachtet."

Dagegen klingt doch der Pflichthinweis „Rauchen gefährdet Ihre Gesundheit" geradezu versöhnlich, obwohl dieses Laster wesentlich mehr Menschen das Leben kostet.

Gefürchtet: Diskussion über Nebenwirkungen

Verständlich, daß es dem Arzt ein Greuel ist, alle Nebenwirkungen im Beipackzettel, die theoretisch möglich sind, jeweils mit seinem Patienten durchzudiskutieren. Die vielen exotischen Krankheitsbilder zu erklären, würde Stunden dauern.

Nebenwirkung wegen Nebenwirkungen

Diese Nebenwirkungslisten bergen selbst ein Nebenwirkungsrisiko: Manch braver Konsument mag diese bitteren Pillen nach der Lektüre des Beipackzettels nicht mehr schlucken. Wer die Pillen heimlich in den Abfluß spült, geht sicher den Nebenwirkungen aus dem Weg. Der Doktor unterdessen wundert sich, daß seine Therapie nicht anschlägt. Schade, daß die unbehandelte Krankheit den Patienten dann dahinrafft.

Autor und Verlag dieses Buches loben hiermit einen Preis aus: Für den Hersteller, der einen Beipackzettel entwirft, der dem Gesetz genüge tut, zugleich lesbar und verständlich ist und obendrein die Patienten nicht zu Tode erschreckt.

Antibiotika: das Prestige der Medizin

Viel Gutes haben die Antibiotika schon bewirkt: So verdankt die Schulmedizin ihnen zum großen Teil ihre Erfolge und ihr Ansehen. Dabei waren vor knapp 70 Jahren die Experimente des britischen Bakteriologen Alexander Fleming eigentlich schief gegangen: Er hatte im Labor seine Bakterienkulturen versehentlich offen stehen gelassen. Prompt machte sich Schimmel breit. Die Überraschung: Rund um die Schimmelflecken starben die Test-Bakterien ab. Der bakterientötende Schimmel-Wirkstoff Penicillin, das erste Antibiotikum, war gefunden und die Medizin einen großen Schritt weiter. Viele bis dahin lebensgefährliche Infektionskrankheiten ließen sich fortan heilen: Scharlach, Diphtherie, Lungenentzündung und Hirnhautentzündung.

Antibiotika stärken das Ansehen der Ärzte

Antibiotika haben die Fähigkeit, Bakterien in ihrem Wachstum zu hemmen (bakteriostatisch) oder gar abzutöten (bakterizid). Gegen Viren, Pilze und Parasiten wirken sie nicht. Wichtig zu wissen: kein Antibiotikum kann gegen alle Keime wirken, sondern nur gegen bestimmte Bakteriengruppen oder -stämme.

Wer Antibiotika vom Arzt verschrieben bekommt, tut gut daran, die Dosierungsvorschriften zu beachten (wieviel, wie oft, wie lange). Denn wenn ein Antibiotikum nicht ausreichend intensiv oder nicht ausreichend lange wirken kann, überleben einige der Bakterien den Angriff, um sich anschließend – wenn wieder freie Bahn ist – noch besser zu vermehren. Denn insbesondere diejenigen Bakterien haben die besten Überlebenschancen, die am wenigsten empfindlich gegenüber dem Antibiotikum sind. Die neue Generation besteht dann natürlich aus dieser robusteren Sorte. Findet

Vernichtend: Antibiotika gegen Bakterien

Patient hörte
nicht auf den
Arzt:
Antibiotikum
wirkungslos häufiger solch eine Selektion statt, bleiben am Ende die Bakterien übrig, die gegen das Antibiotikum unempfindlich (resistent) sind. Das Medikament hat dann seine Wirkung eingebüßt. Und das alles nur, weil wieder jemand nicht auf seinen Arzt hören wollte. Auf diese Weise haben viele Antibiotika in den letzten Jahren an Wirksamkeit verloren.

Probleme mit Antibiotika

Es wäre auch zu schön, würden nicht auch Antibiotika das Risiko von Nebenwirkungen bergen. Besonders beim klassischen Penicillin treten häufig Allergien auf, die sich meist durch Juckreiz und heftigen Hautausschlag zeigen. Der Arzt kann dann auf ein anderes Medikament umstellen. Manchem behagen die gängigen Antibiotika aus der Gruppe der Tetracycline nicht, er reagiert mit Übelkeit. Dagegen hilft meistens ein kräftiger Schluck Wasser, der die Pille auf den Weg in den Bauch begleitet.

Blinde Antibiotika

Ernster ist dagegen die Blindheit der Antibiotika: Sie unterscheiden nicht zwischen erwünschten und unerwünschten Bakterien. Der Körper ist aber auf die Zusammenarbeit mit einigen Bakterien angewiesen, zum Beispiel im Darm. Antibiotika können die gesunde Darmflora, die Bakterienbesiedlung im Darm, aus dem Gleichgewicht bringen, indem sie auch gutartige Bakterien vernichten. Unerwünschte Pilze dagegen lassen sich durch das Antibiotikum nicht beeindrucken. Und da konkurrierende Bakterien absterben, haben sie nun freie Bahn.

Hauen blind
drauf:
Antibiotika

Cortison: Teufelszeug oder Lebensretter?

Die Familie der Cortisone plagt, ganz anders als die Antibiotika, ihr schlechter Ruf. Dabei haben sie schon viele Leiden gelindert und so mancher Arztpraxis auf die Beine geholfen. Zum Beispiel dem Hautarzt verspricht Cortison schnellen Erfolg: Der Juckreiz verfliegt im Nu, der Arzt ist der Held und der Patient bleibt Kunde – vor allem weil das Leiden bald zurückkehren kann.

Praxis-Eröffnungssalbe: Cortison

Auch Notärzte wissen diesen Stoff zu schätzen, denn er erweist sich bei Lebensgefahr oft als rettender Joker, so daß der Friedhofsgärtner warten muß.

Hormon und Wirkstoff

Dabei ist das Cortison lediglich ein körpereigenes Hormon, das unter anderem zur Steuerung des Immunsystems dient und vor zu heftigen Reaktionen der Haut schützt.

Entdeckt wurde das Cortison vor etwa 50 Jahren. Kurz darauf gelang es, dieses Hormon – genauer: einige aus der Hormonfamilie der Cortisone – künstlich herzustellen. Die Freude über das erste Cortison 1952 war groß, denn es boten sich formidable Möglichkeiten: Der Kehlkopf droht zuzuschwellen? Die Haut juckt unerträglich? Der unansehnliche Ausschlag nervt? Das Bronchialasthma raubt den Atem? Das Cortison regelte das schon. Zufriedene Kunden allerorten in den Praxen.

Natürlich nützlich: das Hormon Cortison

Nebenwirkungen durch Leichtfertigkeit

Gern und viel wurde das damals neue Wundermittel eingesetzt. Doch ach, es forderte Tribut mit Namen Nebenwirkungen:

103

- → Appetit- und Gewichtszunahme
- → Fettanlagerung am Körper
- → aufgedunsenes Vollmondgesicht
- → Blutdrucksteigerung
- → Wassereinlagerung
- → Akne
- → Hautverfärbungen und Pergamenthaut
- → Verminderung des Kalkgehalts in den Knochen
- → Glücksgefühl (Suchtgefahr)

Der Cortison-Euphorie folgte der Katzenjammer, die Cortison-Angst ging um. Kaum ein Arzt mag heute mehr den Namen dieses Wirkstoffes in den Mund nehmen, zu viele Patienten haben schon Feurio geschrien, ob er sie denn vergiften wolle mit dem Teufelszeug.

Uberholt: Cortison-Angst

Dabei ist das Schnee von gestern. Bewußt und gezielt eingesetzt lassen sich Nebenwirkungen nahezu auf Null reduzieren, während der Nutzen bleibt. Dafür wurden zahlreiche Cortisone unterschiedlicher Stärke entwickelt: Ein kräftiges Cortison wirkt etwa 200mal intensiver als ein leichtes Präparat.

Seit kurzem steht den Ärzten die sogenannte „vierte Generation" der Cortisone wie Advantan® zur Verfügung: Eine Vorform solch eines Cortisons ist darauf eingerichtet, leicht in die Haut einzudringen. Dort, direkt am Einsatzort, wandelt es sich in die aktive Cortisonform um. Nach der erwünschten Wirkung an Ort und Stelle wird es inaktiv, deshalb bleiben andere Körperbereiche von Auswirkungen verschont. Die Gefahr der Nebenwirkungen wurde dadurch extrem verringert.

Nebenwirkungen vermeidbar

Doch nicht alle Leute zücken Kruzifix und Knoblauch, sobald das Wort „Cortison" fällt. Im Gegenteil, sie schreiten zum Do-it-yourself und benutzen zum Beispiel die Cortisonsalbe von der besten Freundin, der es doch auch so schön geholfen hat. In diesen Momenten fühlt sich sogar ein robuster Landarzt der Ohnmacht nahe.

Dennoch: Vorsicht beim Do-it-yourself

Die lieben Patienten

Wie öd und leer wären Praxis und Schatulle der Ärzte ohne die lieben Patienten. Gleichwohl wünscht der Arzt den einen oder anderen dahin, wo der Pfeffer wächst – nur zugeben würde es der Herr Doktor nicht. Denn lieber gute Miene zu manch bösem Spiel machen, als vorschnell einen Kunden verlieren. Denn was früher zu Zeiten des papiernen Krankenscheines einige Mühe bereitete, der Arztwechsel, ist heute dank Chipkarte zum Spaziergang geworden: „Die Freiheit nehm´ ich mir". denkt sich der Patient und sucht sich einen anderen Arzt. Wann er will und sooft er will. Schließlich ist er Herr über sein Plastikkärtchen, und die sichert ihm jederzeit offene Türen in allen Arztpraxen der Republik.

In der Praxis nicht zu vermeiden: die Patienten

Was Mediziner salopp „Doctor hopping" nennen (Patienten wechseln oft den Arzt, „Ärztespringen" wäre mißverständlich), hat schon so manchen Weißkittel zu übertriebener Dienstleistung am Patienten bewogen. „Kein Stärkungsmittel trotz meiner Grippe?" „Und mit der Schnittwunde am kleinen Finger soll ich arbeiten?" Aber sie sind ja nunmal krank, die lieben Patienten, und obendrein wartet die ärztliche Konkurrenz schon auf sie. Der kundige Mediziner hat deshalb für alles und jeden Verständnis ohne eine Spur von

Doctor hopping macht Ärzte fügsam

Verwunderung oder gar Mißvergnügen. Außerdem: Ärzte gehören einer besonderen Kaste an, sind unfehlbar und häßliche Dinge über ihre Patienten denken sie niemals! Und sie sind unsagbar froh darüber, daß sich beileibe nicht alle Patienten so schwierig geben, die da tagein tagaus den Arzt frequentieren.

Kinder in der Praxis

Die vielen sympathischen Begegnungen lassen auch in einer Arztpraxis schnell die unangenehmen Dinge vergessen, wie im richtigen Leben. Zu den Highlights des Medizineralltags gehören die Besuche von Kindern mit ihren Eltern.

Junioren bringen frischen Wind

Wenn die Tür zur Praxis aufgeht und die kleinen Wadenbeißer an der Anmeldung vorbei ins Wartezimmer stapfen, weiß ein jeder wohl Bescheid: jetzt kommt Leben in den Sprechstundenalltag. Während die Eltern noch mit den Formalitäten der Anmeldung beschäftigt sind, steuert der Nachwuchs zielstrebig auf die Ecke mit dem Spielzeug zu. Schnell ist die Schar wartender Patienten in vibrierende Unruhe versetzt und ruckzuck die Kiste mit den Bauklötzen entdeckt. Flugs ist der Inhalt auf dem Fußboden verteilt und ein jeder begreift – es könnten Geräusche entstehen. Besonders wenn ein konkurrierender Junior die Bühne „Wartezimmer" betritt.

Kurzweil auch im Wartezimmer möglich

Auch der Onkel Doktor erlebt immer wieder, daß die lieben Kleinen die Sprechstunden-Spielregeln nicht auf Anhieb erlernen wollen. Sie schätzen nun mal keine Dinge wie Holzspatel, die man ihnen in den Schnabel steckt. Und deshalb drücken sie gerne den Mund ganz fest zu, wenn der Arzt sich gerade das Gegenteil herbeisehnt. So manch akademischer Geduldsfaden kommt in dieser Lage dem Reißen nahe.

Aber zum Glück lassen sich die Junioren recht einfach verführen und beeindrucken. So braucht ein Arzt nur in seiner Trickkiste zu wühlen und wundersame Dinge wie eine Wasserpistole oder eine Handpuppe hervorzuzaubern. Konkurrenzlos beliebt ist immer noch die einfache Plastikspritze. Als kleines Dankeschönpräsent überreicht und vorsichtig mit dem Hinweis versehen, man könne sie ja mit Wasser füllen – das schafft Freunde! Der sanfte Protest der Eltern versandet angesichts solch einer beeindruckenden Kür des Praxis-Pädagogen.

Natürlich gibt es Tage, da helfen die abgefeimtesten Tricks nicht – der kleine Patient brüllt wie am Spieß, sobald der Doktor auch nur den kleinen Finger rührt. Selbstverständlich würde ein zum Heilen Berufener niemals Dinge denken wie: „Halt endlich die Klappe, oder....".

Im eigenen Interesse: Arzt verführt Kinder

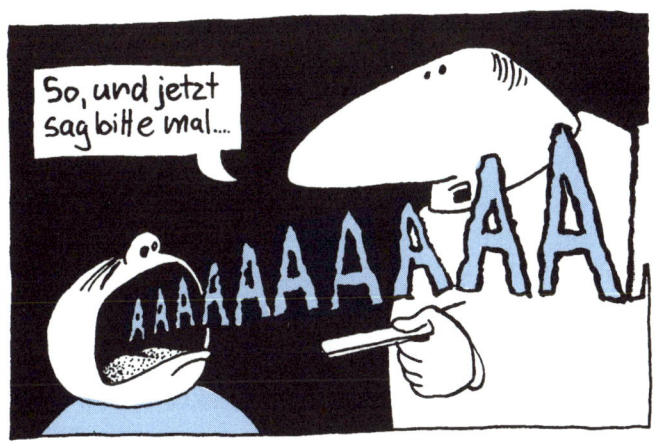

Der Patient alter Schule

Es gibt sie tatsächlich noch, die Patienten alter Schule, die unverdrossen an alle glauben, die einen weißen Kittel tragen. Gleichwohl bleiben sie nicht allzeit treu und zufrieden, der Doktor muß es ihnen schon recht machen. Ein schlichter Rat oder ein bewährtes Hausmittel genügen nicht, es soll zumindest ein Abglanz hochentwickelter Medizintechnik sein. Schließlich zahlen sie seit Jahrzehnten teure Krankenkassenbeiträge und nun möchten sie auch etwas geboten bekommen. Kurzum: Sie wollen Pillen, Röntgen und Rezept. Das Rauchen aufgeben? Der Arzt muß mich doch wieder gesund machen, schließlich hat er lange genug studiert.

Und sie glauben an den Doktor

Der Archetypus dieser Patienten-Gattung der alten Schule hängt an den Lippen des Doktors. Jedes Wort dieser erfahrenen, studierten Fachkraft gehört schließlich auf die Goldwaage. Heikel nur, wenn dabei die Gewichte nicht exakt geeicht sind: „Wir sollten ein Röntgenbild machen, nur um ganz sicher zu gehen. In äußerst seltenen Fällen kann ein Tumor dahinterstecken" gerät allzuleicht zu der schrecklichen Botschaft „Oh Gott, ich hab' Krebs". Da muß der Doktor zähneknirschend eingestehen, daß zuviel Patientenaufklärung auch das Gegenteil bewirken kann.

Worte auf die Goldwaage

Das pillenfreundliche Patienten-Genre stirbt hierzulande nicht aus. Dafür sorgt schon die Pharmaindustrie, die sich rührend um ihre teure Kundschaft kümmert: Rund 50.000 verschiedene Medikamente stehen hierzulande in den Regalen der Apotheken, das ist Platz Eins in der Welt. Kein Zipperlein, und sei es noch so winzig, als daß der Apotheker kein Mittelchen parat hätte. In den USA gibt's lediglich 6.000 und in Großbritannien nur karge 4.000 verschiedene Präparate. Und sie sterben trotzdem nicht aus, die Briten und Amerikaner.

50.000 Pillen-packungen im Regal

Vielleicht sind die Unterschiede im Ergebnis doch nicht so groß: Denn vermutlich mehr als die Hälfte der Pillen, die hierzulande über den Apothekentresen gereicht werden, landet im Abfalleimer. Die Pharma-Hersteller sehen den Umweg („Bypass") der Wirkstoffe um die Patienten herum natürlich gelassen bis zufrieden, läßt doch das nächste Rezept meist nicht lange auf sich warten.

Wirkungslos: die Hälfte aller Pillenpackungen

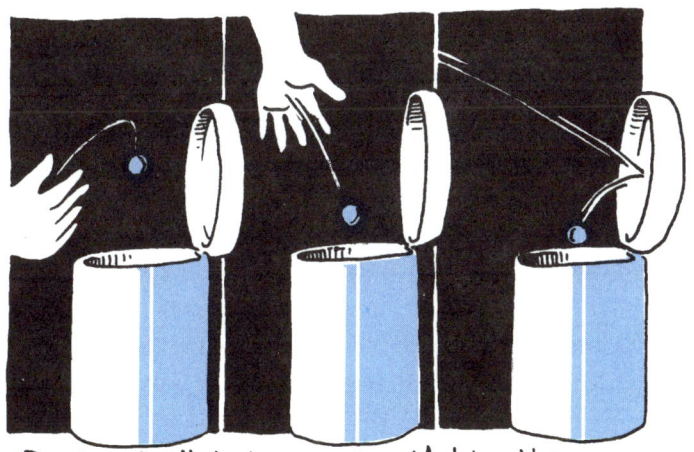

Dreimal täglich vor den Mahlzeiten.

Der Arzt und das Vertrauen

Ein folgsamer Patient schaut auf dem Heimweg artig in der Apotheke herein und legt sein Rezept vor. Liest er obendrein im Beipackzettel das Kapitel „Nebenwirkungen", ist oft Schluß mit der Folgsamkeit. Das mutmaßlich lebensgefährliche Zeug in der kleinen Pappschachtel landet in der Schublade. Und siehe da: So manches Zipperlein heilt auch völlig ohne Medikamente. In allen anderen Fällen allerdings steht der Patient irgendwann vor einem noch größeren Problem. Ach ja, und dann gibt es noch die Schussel, die gern mal vergessen, das eigentlich notwendige Medikament zu schlucken.

Großer Unterschied: kurz & heftig oder lang & stetig

Es zählen auch Feinheiten: Es macht in der Tat einen Unterschied, ob die Tabletten dreimal täglich (gleichmäßiger Wirkstoff-Spiegel) oder auf einmal (steile Wirkstoff-Welle) eingenommen sein wollen. Es ist gar nicht egal, ob – „weil's doch grad so weh tut" – die doppelte Menge in den Körper gelangt. Und das Risiko eines Rückfalles steigt steil an, wenn ein Patient das Medikament nur drei statt vereinbarter zehn Tage nimmt, auch wenn die Infektion doch gar nicht mehr schmerzt. Wie kann der arme Arzt dem Patienten helfen, wenn der sich selbst nicht helfen will?

Hilflos ohne Hilfe der Patienten: der Arzt

Um seinen Job zu tun, ist der Arzt darauf angewiesen, daß seine Patienten zuverlässig mitarbeiten, auch jenseits der Tür zum Sprechzimmer. Schließlich wählt er Medikament und dessen Dosierung sorgsam so aus, daß die erforderliche Wirkung bei geringstmöglichen Nebenwirkungen erreicht wird. Dafür hat er lange studiert. Hält sich ein Patient nicht an die Abmachungen, kippt mit Sicherheit diese optimale Balance zwischen Wirkung und Nebenwirkungen.

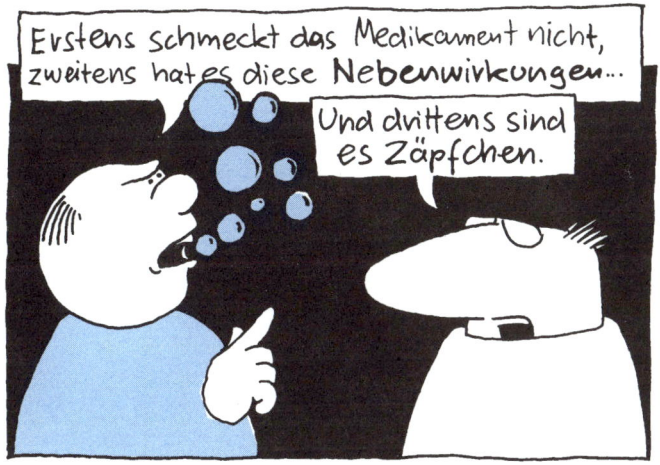

Die Folgen können gravierend sein, und der Doktor ist machtlos. Jede fünfte Einweisung ins Krankenhaus, heißt es, beruhe im Grunde auf mangelnder Zuverlässigkeit (zu deutsch: „Schlamperei", auf Ärztelatein: „defizitäre Compliance") im Umgang mit verschriebenen Medikamenten. Umfragen zeigen, daß nicht einmal jeder Zweite die Pillen und Pasten wie verordnet einsetzt. Da wäre es dann billiger, gar nicht erst den Arzt und die Krankenkassen zu belasten.

Ein mündiger Patient zieht nicht in stillem Mißtrauen aus der Praxis von dannen, sondern besteht darauf, das Wieso und Warum zu erfahren. Das ist sein gutes Recht, schließlich berechnen die Ärzte Honorare für „Eingehende Beratung". Klappt das aber nicht, wechselt man besser nicht das Präparat, sondern den Arzt.

Der mündige Patient

Ein gesundes Maß an Skepsis trägt der moderne, mündige Patient in die Sprechstunde. Der Arzt ist hier natürlich gefordert und freut sich: Endlich einmal ein konstruktives Gespräch!

Arzt: Wenn das Leiden schnell verschwinden soll, verschreibe ich Ihnen eine Cortison-Salbe.

Patient: Umgotteswillen! Nur das nicht. Diese gefährlichen Nebenwirkungen!

Arzt: Es ginge auch einigermaßen mit einer antibiotika-haltigen Salbe.

Patient: Himmelnurdasnicht! Das ist doch total unnatürlich und bringt das ganze biologische Gleichgewicht durcheinander.

Arzt: Na gut, es könnte Ihnen eine Lichttherapie helfen.

Patient: Strahlen? Ich will doch keinen Krebs kriegen.

Arzt: Es dauert zwar wesentlich länger, aber notfalls täte es auch eine fetthaltige Salbe.

Patient: Dann gewöhnt sich meine Haut daran, produziert kein Fett mehr selbst und prompt leide ich an trockener Haut! Nein Danke.

Gern skeptisch: der mündige Patient

Diese einfache Stufe der Mündigkeit haben unterdessen viele Patienten hinter sich gelassen. Sie betreten das Sprechzimmer nicht nur mit der fertigen Diagnose auf den Lippen, sondern kennen auch das passende Präparat dagegen. Was ihnen noch fehlt, ist die Unterschrift des Doktors unter dem Rezept:

Patient: Guten Tag, ich leide unter Schlaflosigkeit und brauche dafür ein Beruhigungsmittel, am besten Valium.

Arzt: Aber bitte erzählen Sie doch ersteinmal die ganze Geschichte.

Patient: Da gibt es nicht viel zu erzählen, ich weiß schon was mir gut tut.

Arzt: Valium ist ein starkes Medikament, das kann ich nicht so ohne weiteres verordnen.

Patient: Meinem Bekannten hat es ganz hervorragend geholfen. Und neulich im Fernsehen haben sie auch gesagt, daß...

Kennt die Diagnose: der fortgeschrittene mündige Patient

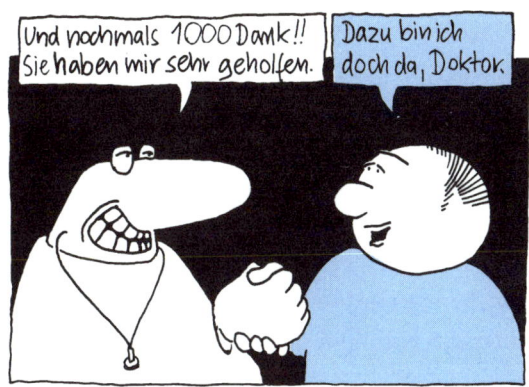

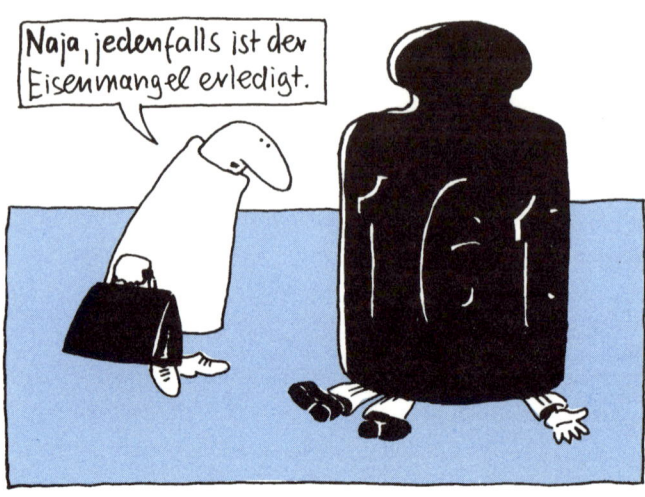

Die gesunde Skepsis der mündigen Patienten kommt nicht von ungefähr. Kaum einer, der nicht abendfüllende Geschichten zu erzählen weiß von wiederkehrenden Röntgen-Sitzungen, Labortestreihen und so weiter. Dabei wäre es so viel gesünder gewesen, hätte sich der Arzt die bereits vorliegenden Befunde aus der Praxis seines Kollegen schicken lassen. Gesünder zwar, aber nicht so einträglich wie eine neue Untersuchung. Welcher Patient kennt nicht die stille, schale Frage, ob seine Backenzahnfüllung in erster Linie der Gesundheit diente oder der Finanzierung von Doktors neuer Segelyacht.

Gute Gründe für kritische Fragen

Vielleicht hätten ja 30 Sekunden Hintergrundgespräch die hehren medizinischen Motive erhellt. Vielleicht war auch das Unbehangen mancher Patienten nicht völlig unberechtigt. Auf jeden Fall sind auf diesem Nährboden kritische Patienten herangewachsen, über deren Besserwisserei die Ärzte ihrerseits abendfüllende Geschichten zu erzählen wissen.

Wundermittel Informationsgespräch

Gern genommen: „rein pflanzlich"

Gern diskutiert ein Arzt die Glaubensfrage, wenn's sein muß auch zehnmal am Tag, ob Naturheilmittel prinzipiell besser sind als industriell hergestellte, „chemische" Medikamente. Fest steht: Auch Naturheilmittel bestehen aus chemischen Substanzen; und sowohl in der Natur als auch in der Apotheke stehen genügend tödliche Gifte.

Gift im Kräutergarten

Auch Tabak ist rein pflanzlich.

Früher wurden Arzneien als Gemisch verschiedener Wirkstoffe ausschließlich aus Pflanzen und anderen Naturstoffen gewonnen, nicht aufgrund einer Überzeugung, sondern mangels anderer Möglichkeiten. Die Wirkungen dieser Stoffe lernte man im Laufe der Zeit durch Erfahrung kennen – probieren ging notgedrungen über studieren. Heute kann man reine Substanzen synthetisch herstellen. Die Vorteile reiner Substanzen liegen auf der Hand: Sie lassen sich präziser dosieren und in ihrer Wirkung überprüfen. Pflanzliche Extrakte bestehen dagegen aus einem Gemenge verschiedener Wirkstoffe und die Zusammensetzung schwankt von Ernte zu Ernte.

Pflanzenextrakt: wechselndes Gemenge

Alles ist Gift – es kommt nur auf die Dosierung an.
Theophrast von Hohenheim, genannt: Paracelsus
(1493/94 bis 1541)

Ein Arzt hält sich vorzugsweise an Arzneien, deren Zusammensetzung er kennt, die keiner langwierigen Erklärungen bedürfen und einfach verfügbar sind. Selbstverständlich

Ärzte setzen auf Bekanntes

können das auch bewährte Naturheilmittel sein. So beschleunigt er nicht nur seine Arbeit, sondern mindert auch die Gefahr von bösen Überraschungen und Therapieversagern. Mit solch abstraktem Kalkül kann er natürlich bei so manchem Patienten, der auf Bachblüten-, Farb-, Edelstein- oder Urintherapie schwört, keinen Blumentopf gewinnen.

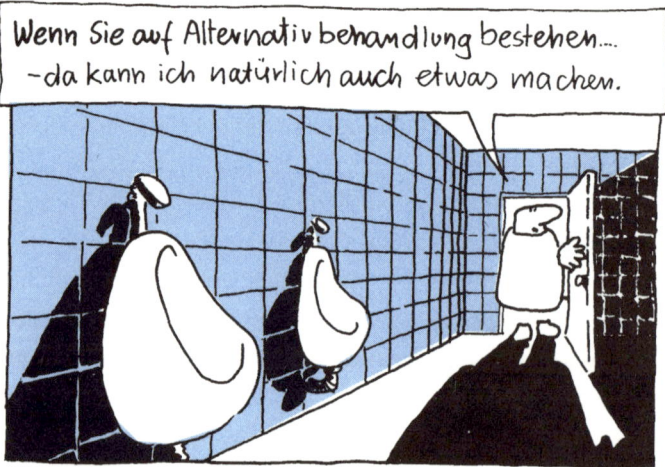

Schrecklich schön: das Ärztelatein

So ein studierter Mensch in Weiß ist schon ein Tausendsassa: Allzeit hellwach erkennt er flugs Bedürfnisse und Besonderheiten eines jeden seiner zahlreichen Patienten und stellt sich flexibel darauf ein: So weiß die ältere Dame zwar, daß sie ein Rezept zur Apotheke tragen und das Medikament einnehmen soll. Die heiklen W-Fragen – wie, wann, wie lange, warum – bedürfen jedoch geduldiger Erläuterung und mancher handgeschriebener Merkzetteln.

Sag es treffender!

Ein kleines Wort kann den großen Unterschied bewirken: Welcher normale Mensch würde nicht schreckensbleich nach Hause schleichen angesicht der liebevollen Erläuterung, er leide an „primär chronischer Polyarthritis".

Sagte es der Arzt indes auf deutsch, „sie haben Rheuma, und das ist in Ihrem Alter gar nicht selten," bliebe dem geplagten Menschen wenigstens das Unbehagen erspart.

In diesen Momenten, wenn es auf die Sprachfertigkeit ankommt, machen sich die Nebenjobs während der Studientage bezahlt. Egal ob ein Student als Lagerarbeiter, Taxifahrer oder Kellner gejobbt hat – ein Kurs in normaler Sprache war inbegriffen. Wohl den Patienten, die einen so gebildeten Arzt kennen.

Studentenjobs: Sprachkurs für angehende Ärzte

Das Studium selbst indes legt den Grundstein fürs Ärztelatein: Erst quälen sich die Studenten mühevoll durch Sprachkurse in „Terminologie" (die nicht nur Latein, sondern auch ein gerüttelt Maß altgriechischer Bruchstücke umfaßt) und zetern ob der Pein des Lernens. Bald darauf aber tauchen sie ein in den Fachjargon. Nur wenige finden wieder heraus und halten Kontakt zu den unkundigen Schichten, denen sie selbst entstammen.

Was steckt hinter den Medizin-Phrasen?

Einen Vorteil bietet die medizinische Fachsprache – jedenfalls den Eingeweihten: Die Phrasen in blitzsauberes Ärztelatein verklausuliert, vertraut das Fachpersonal darauf, im Gespräch unter sich zu bleiben und obendrein Eindruck zu schinden.

Und dennoch: hinter den bizarren, mühsam studierten Floskeln verbirgt sich viel profanes, allzu menschliches, aber auch schlitzohriges.

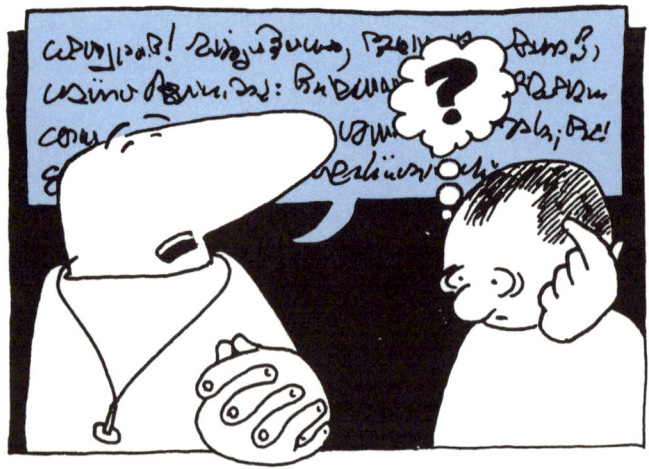

Ärztelatein zum Verschweigen

cave	Achtung
cave linguam	paß auf, was Du sagst (Patient hört mit)
ante portas	draußen besprechen (das ist nichts für die Ohren des Patienten.)
extra muros	draußen besprechen (auch das soll der Patient nicht hören.)
cum tempore	mit Zeit (komme eine Viertelstunde später)
sine tempore	ohne Zeit (bisweilen bei Ärzten anzutreffen)
ut aliquid fiat	damit überhaupt etwas passiert (Der Doktor weiß nichts genaues, probiert aber mal was aus.)
ex juvantibus	versuchsweise
expectative Therapie	abwarten, wird auch ohne Arzt besser
idiopathisch	Der Doktor hat keine Ahnung, woher das kommt.
essentiell	Der Doktor hat immer noch keine Ahnung, woher das kommt.
praesente medico nihil nocet	In Gegenwart des Arztes schadet nichts
iatrogen	vom Arzt verursacht

medicus curat, natura sanat	Der Arzt pflegt, die Natur heilt
quae medicamenta non sanat, ferrum sanat, quae ferrum non sanat, ignis sanat	Was die Arznei nicht heilt, heilt das Messer; was das Messer nicht heilt, heilt das Feuer (Chirurgen-Maxime)
lapsus	Versehen, Irrtum
habituell	typbedingt, vererbt
conditio sine qua non	ohne dem geht hier gar nichts
per ventum	ganz schön durch den Wind (durcheinander)
externes Pigment	Dreck auf der Haut
forcierte Balneo-therapie	das Ferkel muß dringend gebadet werden
Placebo-Effekt	Wirkung ohne Wirkstoff (mindert aber nicht die Kosten für Arzt und Medikament).
Hypochonder	guter Kunde beim Arzt, nervt aber oft
Morbus mediterraneum	Das ist eine südländische Jammer- und Zetergestalt (wörtlich: Mittelmeer-Krankheit)
simulans	Krankheit vortäuschend
pseudo-	falsch, vorgetäuscht
c.p. (caput piger)	Fauler Kopf, Drückeberger
resistent	Widerstand leistend

BAK	kurz für: Blutalkohol-Konzentration
C2	Alkoholiker
Alk	Alkoholiker
Äthylismus	Alkoholismus
Low-IQ-Syndrom	zusammen mit C2 Ursache vieler Mißhelligkeiten
maligne Bradyphrenie	bösartige geistige Verlangsamung
A.Z.	kurz für: Allgemeinzustand
E.Z.	kurz für: Ernährungszustand
pinguis	dick
Adeps	das Fett
Adipositas permagna	dermaßen dick
Asinus	Esel
Capra	Ziege
Anser	Gans
klimakterisch akzentuierte negative Vitalitätsschwankung	heulende, nervende Ziege in den Wechseljahren
Mamma pendulans	Hängebrust
adhaesio	Anhaften, Anhänglichkeit, Klebrigkeit
maligne Logorrhoe	bösartiger Wortfluß (Der/die redet wie ein Wasserfall und stiehlt dem Arzt kostbare Zeit)

raptus	Wutanfall
Faeces	Exkremente. Ersetzt seltener einen gängigen Fluch.
non bonum	das sieht gar nicht gut aus
multo bonum	das sieht gut aus. Dient seltener zur Beschreibung des Gesamterscheinungsbildes
Carbo medicinalis	Medizinische Kohle. Pulver / Tabletten gegen Darminfekte. Auch Gegenstand von Diskussionen mit dem Steuerberater
nervus rerum	der Nerv der Dinge (das Geld)
PP-Syndrom	Eigenheit des Gesundheitswesens. Stellt die bevorzugte Behandlung von Privat-Patienten sicher.
vita brevis ars longa	Das Leben ist kurz, die Heilkunst ist lang.
stat sua cuique dies	jeder muß mal sterben
medicina vinci fata non possunt	die Medizin kann das Schicksal nicht besiegen
cita mors ruit	schnell kommt der Tod
serva me, servabo te	Rette mich, dann rette ich Dich (Ärzte behandeln einander unentgeltlich)
communicatio delectat	man versteht sich prima (Auch auf der Station muß mal gefeiert werden.)

Patientenstelle
der Verbraucherzentrale
München
Auenstr. 31
80469 München
Tel. 089 / 77 25 65

Verbraucher-Zentrale
Hamburg e. V.
Große Bleichen 23
20354 Hamburg
Patientenberatung:
Tel. 040 / 35 00 14 -86

Verbraucherzentrale
Berlin e. V.
Bayreuther Str. 40
10787 Berlin
Patientenberatung:
Tel. 030 /21907-232

Marburger Bund
Verband der angestellten
und beamteten Ärzte
Deutschlands e.V.
Riehler Straße 6
50668 Köln
Tel. 0221 / 73 31 73
und 72 46 24
Fax 0221 / 73 36 97

Hartmannbund
Verband der nieder-
gelassenen Ärzte
Humboldtstraße 56
22083 Hamburg
Tel. 040 / 22 802 -306

Verband der Privaten
Krankenversicherungen e.V.
Postfach 51 10 40
50946 Köln

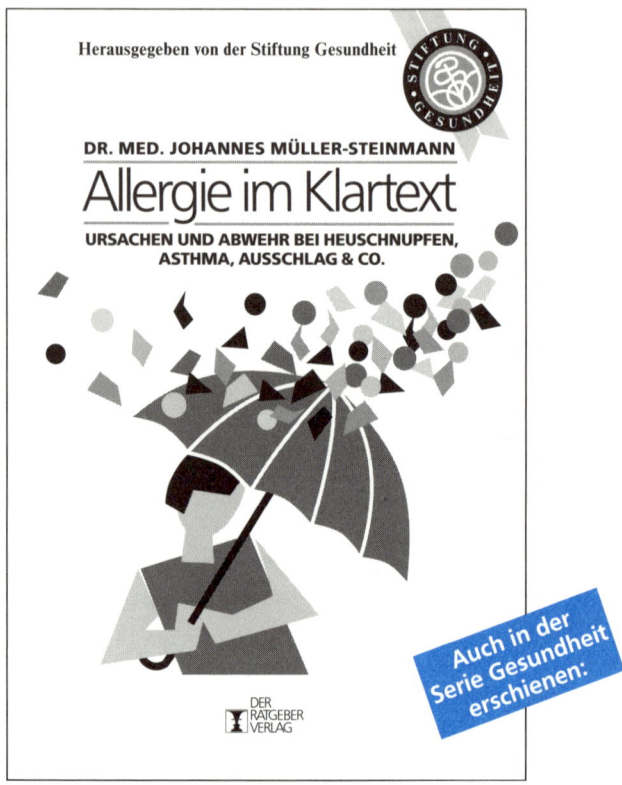

Herausgegeben von der Stiftung Gesundheit

DR. MED. JOHANNES MÜLLER-STEINMANN

Allergie im Klartext

URSACHEN UND ABWEHR BEI HEUSCHNUPFEN, ASTHMA, AUSSCHLAG & CO.

DER
RATGEBER
VERLAG

Auch in der Serie Gesundheit erschienen:

Eine Allergie kann nicht nur das Leben vergällen, sondern es drohen obendrein Folgeschäden.
Das Buch zeigt Ursachen, Vorbeugung, Linderung und
– wo möglich – Wege zur Heilung von Heuschnupfen,
Hausstaub-Allergien, allergischem Asthma, Haut-Aller-
gien und Neurodermitis, Sonnen-Allergien, Nahrungs-
mittel-Allergien und mehr.

Die Stiftung Gesundheit wacht darüber,
- daß es verständlich, transparent und alltagstauglich ist,
- daß alle wesentlichen Therapieformen samt ihrer
  Probleme, Grenzen und Risiken umrissen werden,
- daß nicht einzelne Behandlungsformen unkritisch
  hervorgehoben werden.

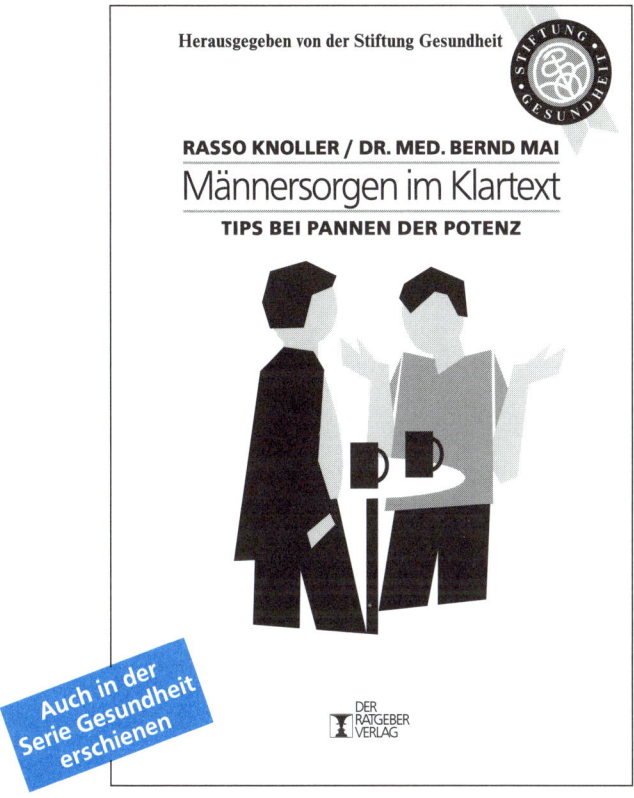

Herausgegeben von der Stiftung Gesundheit

RASSO KNOLLER / DR. MED. BERND MAI

Männersorgen im Klartext

TIPS BEI PANNEN DER POTENZ

Auch in der Serie Gesundheit erschienen

DER
RATGEBER
VERLAG

der Männer ist eine sensible Sache: Kleine Störungen von innen oder außen können das feinfühlige Verbindungsnetz zwischen Kopf und Körper empfindlich treffen. Auch Körperreaktionen allein können zu „toter Hose" führen, etwa aufgrund von Medikamenten. Nahezu jeder Mann hat schon mal eine Potenzpanne erlebt, spricht aber lieber nicht darüber.

zeigt nicht nur die vielfältigen Ursachen der kleinen Pannen und des großen Frusts mit dem Sex. Vor allem zeigen die Autoren die Wege zurück zur Lust. Das Ergebnis kann sich sehen lassen: Jedem Manne kann geholfen werden, so oder so.